漢字脳活ひらめきパズルの実践

脳を毎日強化し 認知機能を高めて 物忘れを遠ざけましょう！

監修
東北大学教授
川島隆太（かわしまりゅうた）

川島隆太先生 プロフィール

1959年、千葉県生まれ。1985年、東北大学医学部卒業。同大学院医学研究科修了。医学博士。スウェーデン王国カロリンスカ研究所客員研究員、東北大学助手、同専任講師を経て、現在は東北大学教授として高次脳機能の解明研究を行う。脳のどの部分にどのような機能があるのかという「ブレイン・イメージング」研究の日本における第一人者。

人間の脳は、体と同様に
加齢とともに衰えていき、
物忘れやうっかりミスが増えてきます。

脳は、意識して使わなければ
どんどん衰えていきます。
その一方、脳を積極的に使うようにすると、
衰えを防げるばかりか、機能を高める
ことも可能となるのです。

脳の機能を高めるために役に立つのが
『漢字脳活ひらめきパズル』シリーズです。

本書に掲載された漢字パズルを行えば
脳の最重要部位「前頭前野」が刺激され、
記憶力や認知力など脳の機能の
向上に大いに役立つのです。

ぜひ、漢字パズルを楽しみながら
毎日の習慣にしてください。

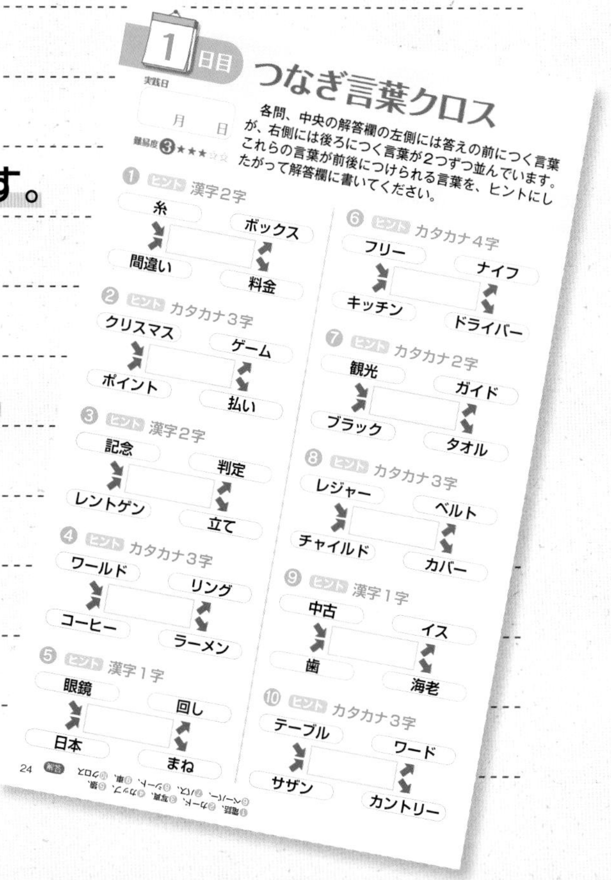

1日目 つなぎ言葉クロス

実践日 月 日

難易度 ③★★★

各問、中央の解答欄の左側には答えの前につく言葉が、右側には後ろにつく言葉が2つずつ並んでいます。これらの言葉が前後につけられる言葉を、ヒントにしたがって解答欄に書いてください。

① ヒント 漢字2字 ― 糸／ボックス／間違い／料金
② ヒント カタカナ3字 ― クリスマス／ゲーム／ポイント／払い
③ ヒント 漢字2字 ― 記念／判定／レントゲン／立て
④ ヒント カタカナ3字 ― ワールド／リング／コーヒー／ラーメン
⑤ ヒント 漢字1字 ― 眼鏡／回し／日本／まね
⑥ ヒント カタカナ4字 ― フリー／ナイフ／キッチン／ドライバー
⑦ ヒント カタカナ2字 ― 観光／ガイド／ブラック／タオル
⑧ ヒント カタカナ3字 ― レジャー／ベルト／チャイルド／カバー
⑨ ヒント 漢字1字 ― 中古／イス／歯／海老
⑩ ヒント カタカナ3字 ― テーブル／ワード／サザン／カントリー

24

毎日脳活スペシャル

漢字脳活
ひらめきパズル㉒

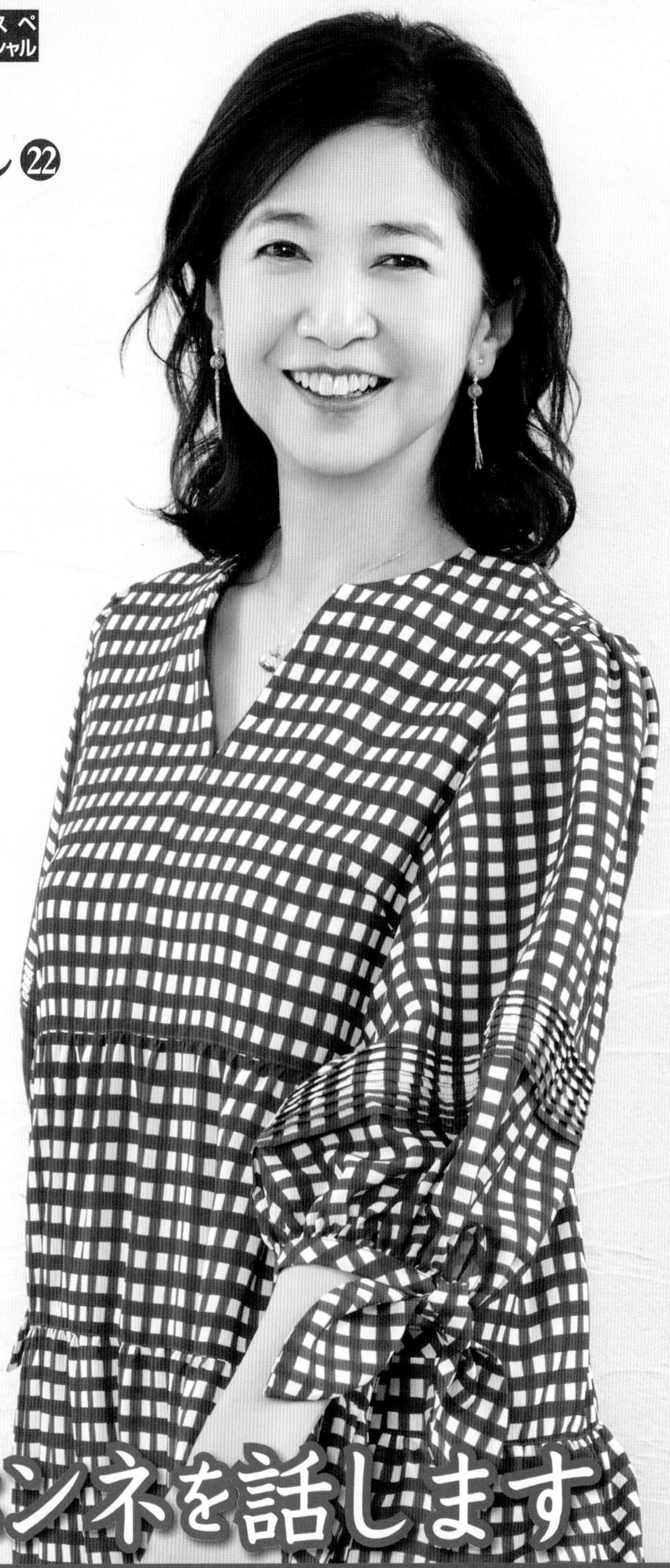

女優 宮崎美子（みやざきよしこ）さん

私のホンネを話します

おばあちゃんを演じること
おばあちゃんになること

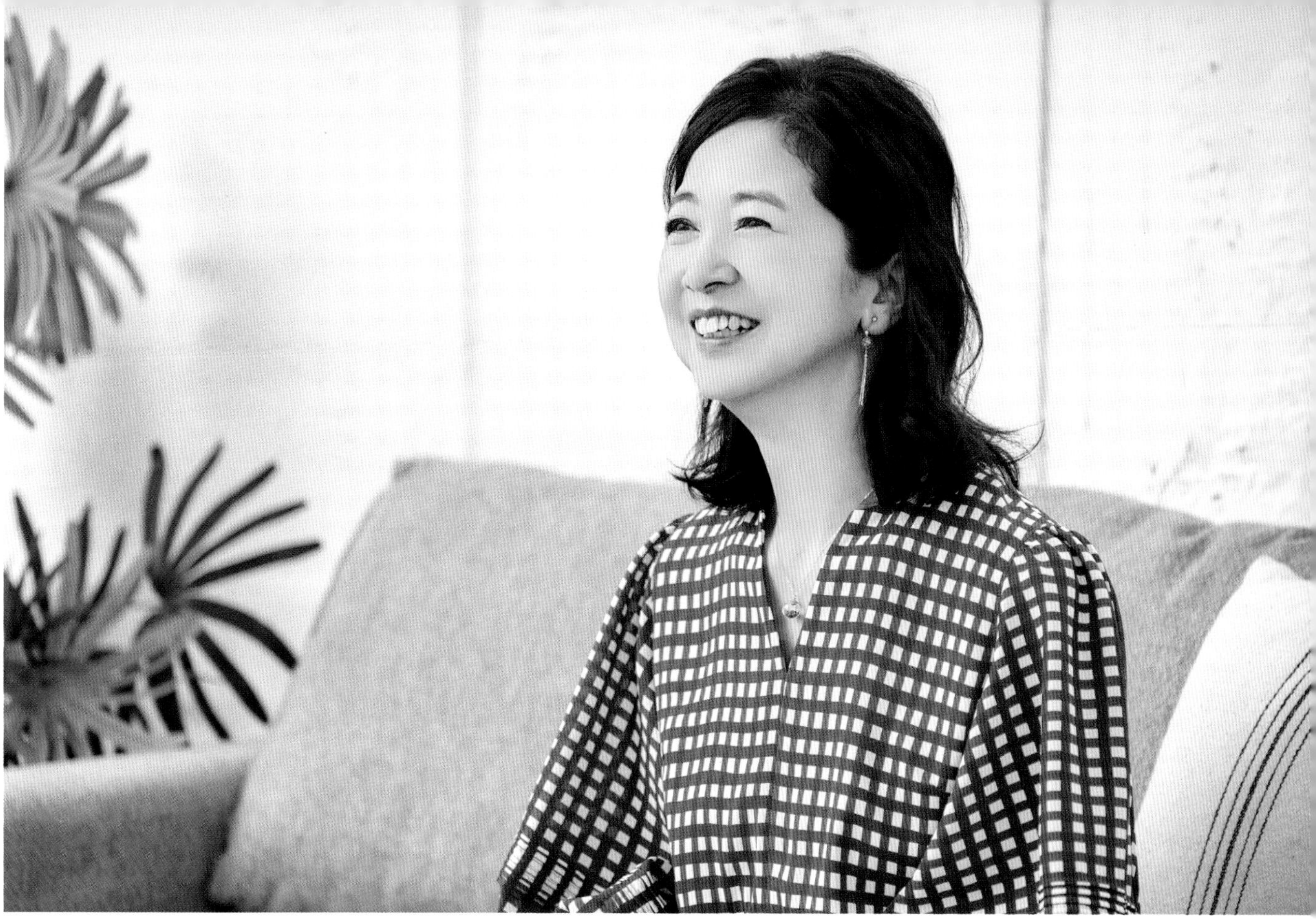

コロナ禍で止まっていた行事が動きだしました

『漢字脳活ひらめきパズル』読者のみなさま、お元気ですか？　私はドラマの撮影などで、おかげさまで忙しく過ごさせていただいています。

今は、これから始まる連続テレビドラマの撮影の真っ最中！

テレビドラマの場合、撮影に入る前に「顔合わせ」が行われます。顔合わせとは、ドラマのスタッフやキャスト（出演者）が初めて一堂に会して、お互いに自己紹介をしたり、台本の読み合わせをしたりします。

今回の撮影は関西地方で行われるので、それぞれがスケジュールを調整して、大阪に集まりました。

ここ数年のコロナ禍のさいは、こうした行事もできなくなっていたんですよね。なので、こうしたことでも、ふだんと変わらない生活が戻ってきたんだなぁ〜って実感しています。

テレビドラマの現場って、いろんな役のキャストに加えて、映像や音響のプロの方、スタイリストやヘアメイクの方など、いろいろな専門家が集まります。

そのため、本当に、みんなで作り上げるんだなっていう感じがして、その雰囲気が大好きなんです。

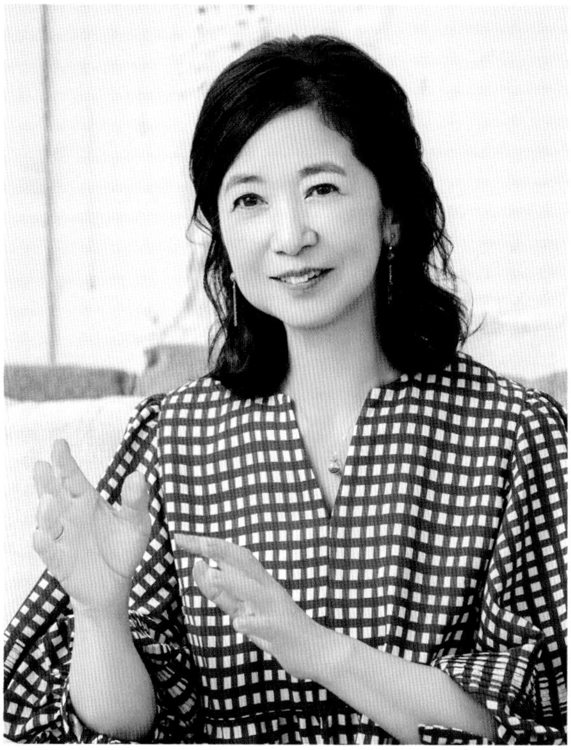

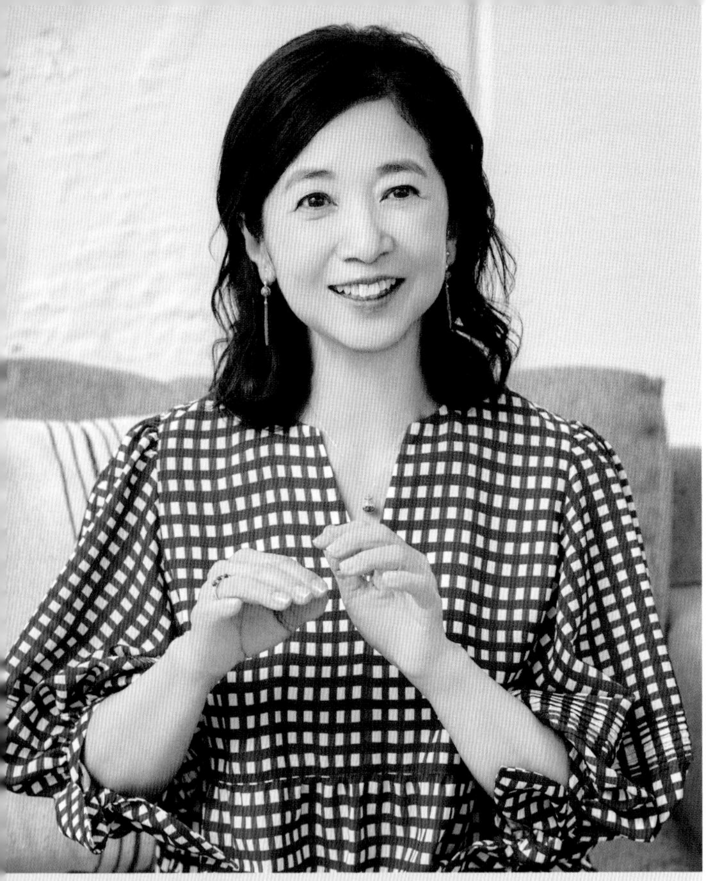

宮崎美子さん　Profile

1958年、熊本県生まれ。
1980年に篠山紀信氏の撮影で『週刊朝日』の表紙に掲載。同年10月にはTBSテレビ小説『元気です！』主演で本格的デビュー。
2009年には漢字検定１級を受けて見事に合格。現在では映画やドラマ、バラエティ番組と幅広く活躍している。2020年にデビュー40周年を迎えた。

初のおばあちゃん役は なんと40代のとき！

さて、今回いただいた役は、ヒロインの祖母。つまりおばあちゃんの役です。年齢のせいか、おばあちゃん役をいただくことが多くなってきました。

でも、初めておばあちゃん役を演じたのは、今から約18年も前のことなんです。人気アニメ『ちびまる子ちゃん』の実写版ドラマが制作・放送され、主人公のまる子ちゃんのおばあちゃん役として出演しました。当時40代だった私は、原作に忠実に、髪をお団子結びにして玉かんざしを挿した白髪のカツラに和服を着て、外見はいかにも昭和のおばあちゃん。

まる子ちゃんのおばあちゃんはとてもかわいらしいキャラクターで、私も大好きなんです。とはいえ、最初にこのおばあちゃんの扮装をしたときは、さすがに「ええーっ！」って思いましたね。だって50歳にもなっていなかったし、お肌もまだツルンとしていてシワも気になっていなかったし。「もういやだー！」って叫びたくなりました（笑）。

でも、おばあちゃんを演じるうちに、おばあちゃん役の魅力に気がついたんです。

おばあちゃん役って、母親役よりももっと余裕を持って子供たちを受け止めることが求められるんですよ。だから、子供たちって、おじいちゃんやおばあちゃんのことが大好きなんだな、って気がついたんです。

その当時は、母親の役を比較的多くやらせていただいた時期なんですが、母親役よりもゆったり構えて、より大きく子供たちを包むおばあちゃん役がとても心地よく感じられました。

今では、おばあちゃん役を演じるのが大好き！　今度はどんなおばあちゃん役を演じることができるのかなって、いつもワクワクしています。

縁側でたたずんでいる 怖いおばあちゃん？

私、インタビューを受けて「将来どんな役をやりたいですか？」って聞かれると、たいてい「縁側でたたずむおばあちゃんの役」って答えているんです。

周囲の風景に自然に溶け込んで、決して邪魔にならない。でもいるだけで全体の雰囲気がよくなる。そんなおばあちゃんを演じるのが目標なんです。

でも、実は、もう１つ、演じたいおばあちゃんがあるんですよ。それは「怖いおばあちゃん」。

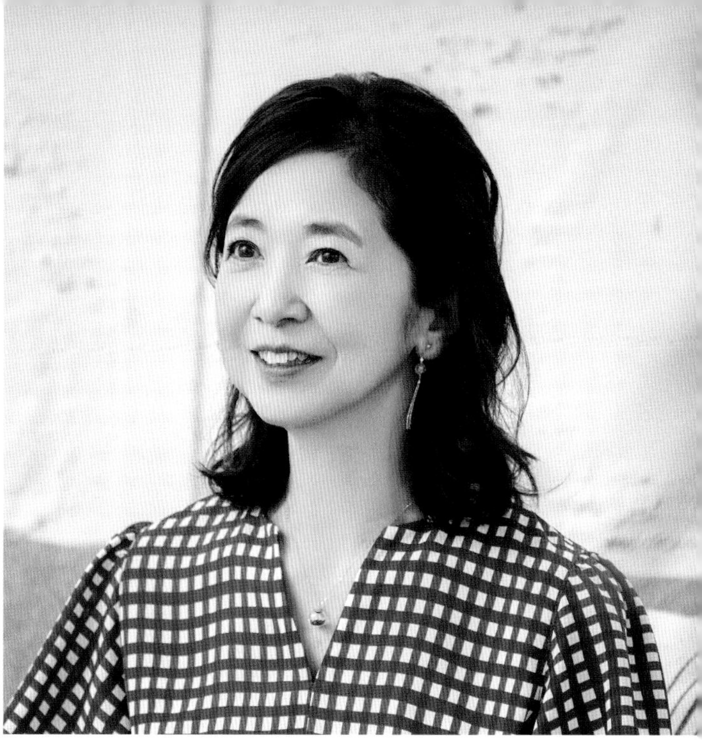

以前、あるホラー映画に、おばあちゃん女優の代名詞みたいな方が出演されていたんです。その方は、縁側にちょこっと座っているかわいらしいおばあちゃんそのもの、といった女優さんで。

その映画では、そのおばあちゃんがわらべ歌を歌うシーンがあるんです。縁側にちょこんと座っているかわいらしいおばあちゃんという、そのままのイメージで。それが、すごく怖いんですよ。温厚なおばあちゃんがただわらべ歌を歌うだけのシーンが、なんでこんなに怖いんだろう、と思って。いつか、あんな演技ができればいいですね。

とはいえ、時代とともに、おばあちゃんのイメージも変わっていくと思うんですよ。そもそも、縁側もだんだんなくなっていくし。将来、自分はどんなおばあちゃんを演じているんだろう。

おばあちゃんがいると
雰囲気が柔らかくなるんです

現在では、実年齢もおばあちゃんと呼ばれる年齢に近づきつつあります。実際に、撮影の現場に入ったら自分が一番の年上だったということが、珍しくなくなってきています。

そんな立場になった今思うことは、できるだけ「おばあちゃんの立場」になって、現場を和やかな雰囲気にできたらいいな、ということ。

先日、私にとっては珍しく、ラジオドラマ収録の現場があったんです。私はそのときもおばあちゃん役でした。テレビドラマや映画なら見た目と表情でおばあちゃんとわかってもらえるけど、ラジオだと声だけで表現しなければいけない。少し緊張したまま、おばあちゃん役を演じていました。

ふとまわりを見ると、現場全体にも、緊張感があるんですね。仕事ですから、ある程度の緊張は必要です。でも、それが度を超えると、「もうちょっとよくできたはずなのに」って後悔してしまうことが多くなるんです。

そんなとき、そこにおばあちゃんがいると、緊張感を和らげることができるんです。ラジオドラマの制作現場にはおばあちゃんはいませんから、この場合は「おばあちゃん役の私」ということになります。

おばあちゃんなら冗談をいっても許される雰囲気があるし、とぼけたことをつぶやいても「ああ、おばあちゃんだからしかたないな」って思ってもらえる。そんなおばあちゃんがいると、現場の雰囲気が柔らかくなって、キャストやスタッフのみんなも肩の力が

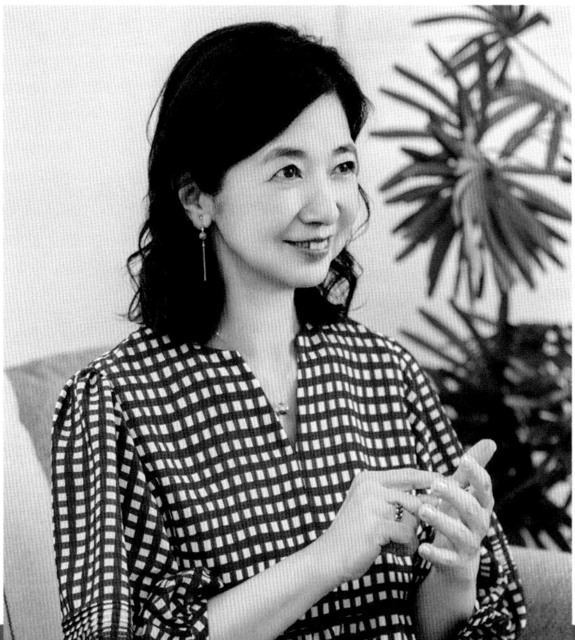

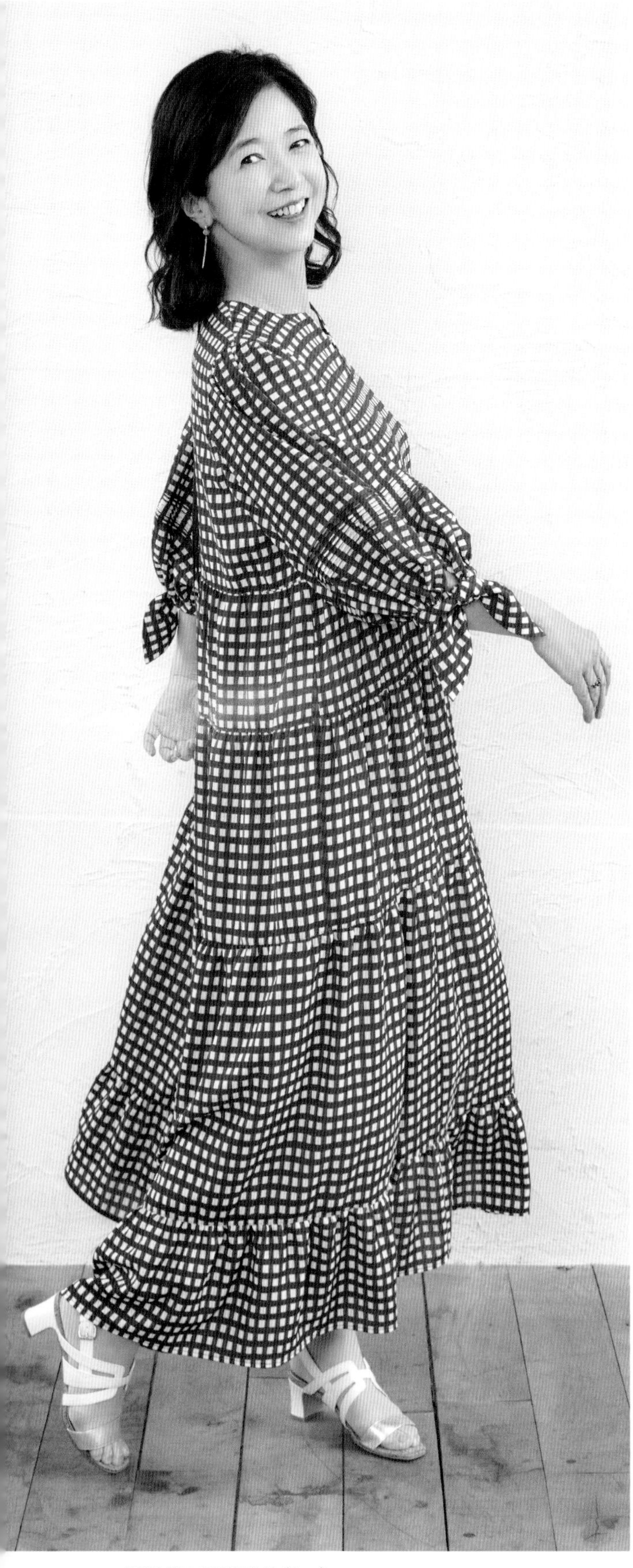

撮影◎石原麻里絵（fort）
ヘアメイク◎岩出奈緒
スタイリスト◎坂能翠（エムドルフィン）
衣装協力◎ワンピース／インゲボルグ☎03-5784-7802
ネックレス／ Kinoshita pearl☎078-230-2870
珊瑚イヤリング、赤珊瑚リング／ともにアジュテ ア ケイ
☎088-831-0005 www.kyoya-coral.com
サンダル／銀座かねまつ/銀座かねまつ6丁目本店
☎03-3573-0077

抜けていいお仕事ができるし、私も居心地がよくなるんですよ。

もちろん、年長者・先輩として、いうべきことはしっかりといいます。ただ、そのいい方も、いわゆる「おばあちゃんの知恵袋」を紹介するような形で伝えるようにしたいと心がけています。

おばあちゃんの知恵袋って、決して押しつけがましくはないけれど、こうするといいよね、便利だよねって、日常の会話の中でフワッと伝えることができます。私も、こんなおばあちゃんの知恵袋のような役割を果たせるといいなと思っています。

100歳の方から突然仕掛けられた攻撃とは？

私、100歳になる方のグループと交流があるんです。初めてお会いしたのはずいぶん前だったので、当時はみなさんもっと若かったわけですけど、今ではみんな100歳くらいになっているはずです。

みなさん、ビックリするほど若々しいんですよ。常ににこやかにしていらして人当たりもよくて、しかもユーモアもあり、お会いするとすごく楽しいんです。

100歳の方の会の中に、こんな人がいました。お食事会で、みんなでワイワイおしゃべりしながら楽しんでいるときに、突然いたずらっぽく、クイズを仕掛けてくるんです。しかも、その内容は「漢字クイズ」！

私も、まさか突然に漢字クイズを出題されるとは思っていなくて、油断していたせいか成績はサッパリでした（笑）。

そうしたクイズを解くのを日課にしている方のようで、やっぱり頭を使っている人はユーモアもあって若々しいんだなぁ、って思いました。その方に比べれば私なんかまだまだ若造なんですけど、若い人にもそうやって話しかけてくれて、時にはちゃんと叱ってくれることもある。こんなふうに年を重ねることができたらなぁ、って思っているんです。

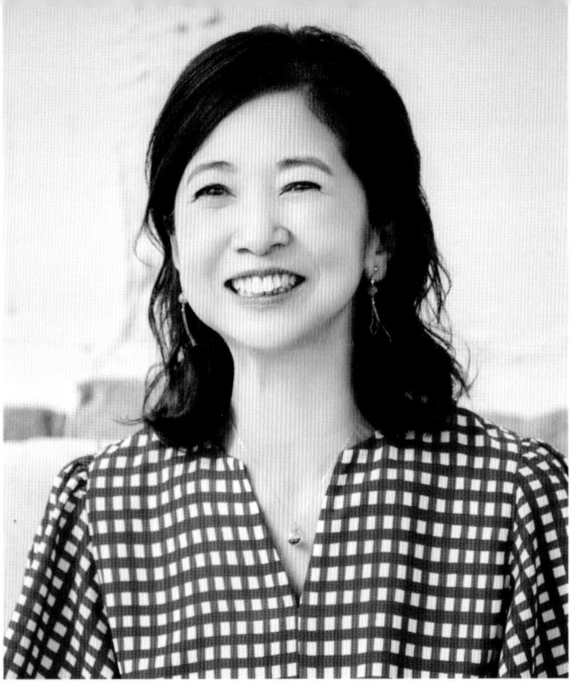

可憐で上品なおばあちゃんを演じた先輩の大女優

女優の八千草薫さん、ご存じですよね。若いころはとてもお美しく、年を重ねてからはとても可憐で上品なおばあちゃん役を演じていらっしゃいました。

八千草さんとは、ある現場でご一緒させていただいたことがありました。八千草さんは自然に対してとても深い愛情をお持ちで、私とは自然や山歩きの話をしました。

そのときうかがった話ですが、八千草さん、ご自宅の庭にビオトープ（さまざまな生き物が暮らす人工の生態系）を作ったんです。ご自宅の近くの小さな命を助けたい、と始めたとのことでした。

現場ではにこやかにしていながら、自分の信念をちゃんと通していく、しなやかな強さを感じました。やっぱり、こんなおばあちゃんにあこがれますね。

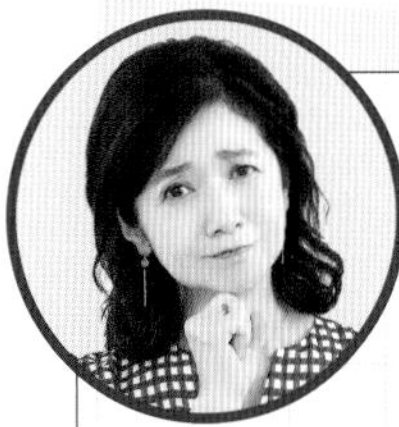

今月のおまけトリビア

宮崎美子の気になる漢字クイズ

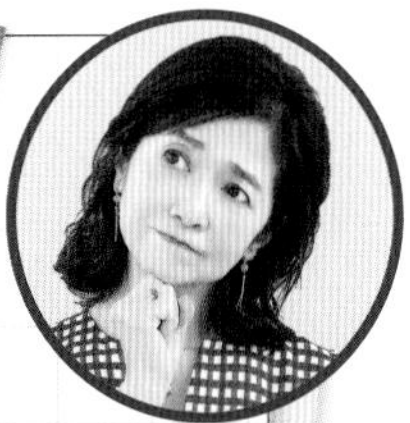

今回の漢字は「蒟蒻」です。身近にある食べ物の名前です。

この漢字、読み方もさることながら、書き方を覚えるのが大変！　でも、覚え方がちゃんとあるんです。今回は、書き方もいっしょに覚えてしまいましょう！

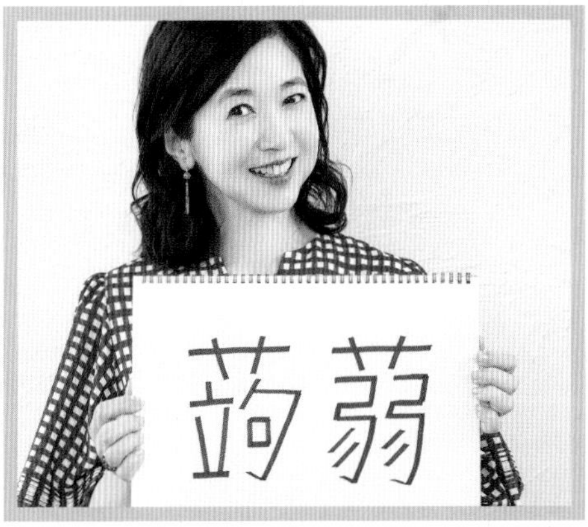

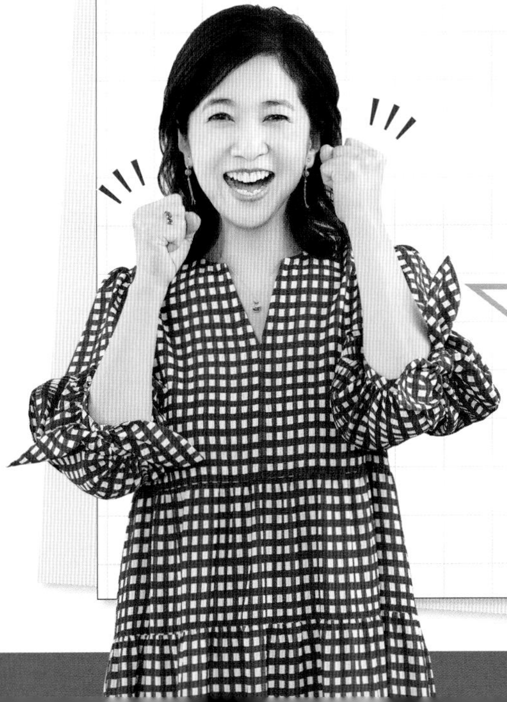

正解は**「コンニャク」**です。コンニャクはコンニャク芋から作られますが、日本で栽培されるコンニャク芋の約95%が群馬県産なんだそうです。

食べ物としては身近ですが、漢字で書くのは難しいですよね。私は「語呂合わせ」で覚えました！

「草でタック（ル）、　草が弱い」

（艹＋立＋句、艹＋弱）

正確には「弱」の点々の形が違うので、「点々シャッシャッ」などとつけ加えるのもいいかもしれませんね。

宮崎美子さんが出題！

漢字教養トリビアクイズ㉒

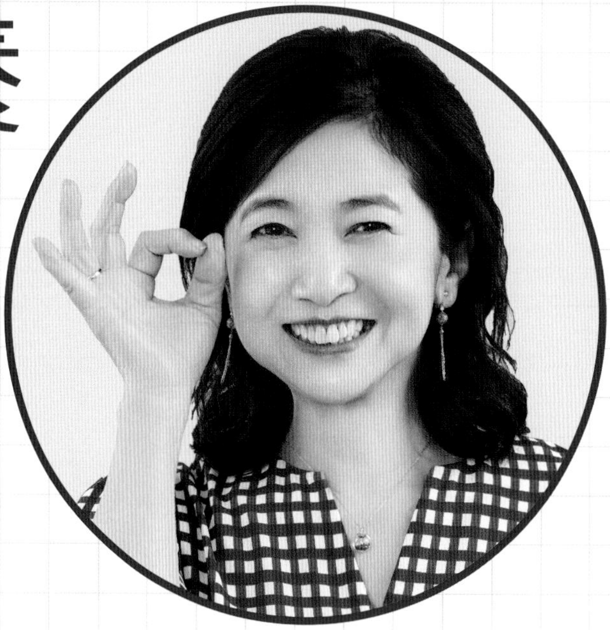

22回目を迎えた「漢字教養トリビアクイズ」です。

1問目は「人形クイズ」として、さまざまな人形を集めてみました。中でも、問題①の「機巧人形」（読み方はクイズ問題になっているので、ここではナイショ）って、江戸時代に作られたとはとても思えない、とても複雑な動きをして、日本人の独創的な知恵と工夫が感じられます。日本のロボット産業が発展している理由がわかるような気がしますね。

宮崎美子さんが出題！漢字教養トリビアクイズ㉒ 目次

❶ 人形クイズ …… 9
❷ 動物の漢字熟語クイズ …… 10
❸ 読めるけど書けない漢字クイズ 10
❹ 白・黒漢字クイズ …… 11
❺ よく見ると間違っている漢字クイズ 12
❻ 世界の都市名クイズ …… 12
❼ 江戸城の門クイズ …… 13
❽ ことわざ漢字クイズ …… 13
❾ 酒の異名クイズ …… 14
❿ 侍言葉クイズ …… 14
⓫ 日へんの漢字クイズ …… 15
⓬ 読み方が複数ある熟語クイズ 15
解答 …… 16

1 人形クイズ

昔から子供の玩具(がんぐ)として親しまれてきた人形には、さまざまな種類があります。各問の人形の呼び名の赤字部分の読み方を解答欄に書いてください。

① 機巧人形（糸やぜんまい・水力などの仕掛けで動く人形） ⇒ ＿＿人形

② 市松人形（５歳から６歳くらいの子供をモデルとして作られた人形） ⇒ ＿＿人形

③ 蝋人形（蝋を素材にして作られた人形） ⇒ ＿＿人形

④ 五月人形（5月5日の端午の節句に飾る人形） ⇒ ＿＿人形

⑤ 博多人形（主に福岡市で作られる伝統工芸品） ⇒ ＿＿人形

⑥ 雛人形（3月3日の雛祭りに飾る人形） ⇒ ＿＿人形

⑦ 藁人形（藁を束ねたり編んだりして作る人形） ⇒ ＿＿人形

⑧ 着せ替え人形（服を着せ替えることができる人形）

⇒ ＿＿せ＿＿え人形

⑨ 尾山人形（芸者姿の女性の人形） ⇒ ＿＿人形

⑩ 御所人形（かわいい幼児の姿をした頭の大きな人形） ⇒ ＿＿人形

⑪ 操り人形（糸や手指で手足などを動かす人形） ⇒ ＿＿り人形

⑫ 高砂人形（幸せに年を重ねた理想的な夫婦の姿をした、夫婦円満・長寿を象徴する人形）

⇒ ＿＿人形

2 動物の漢字熟語クイズ

□に入る動物の漢字をヒントから選んで、各問の熟語・慣用句を完成させてください。

問題⑤「張り子の□」（張子の□）とは、もともとは首が動く縁起物のおもちゃで、それが転じて「首を振るクセのある人」「主体性がなくうなずくだけの人」を例える言葉として使われるようになったとのことです。

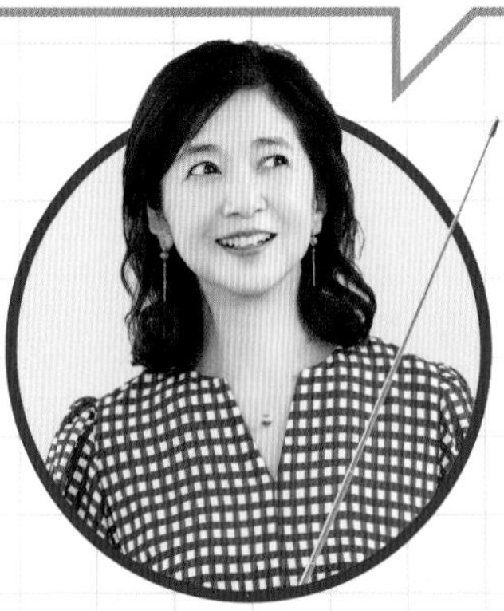

ヒント
馬　蟻　鰻　鯖
豚　兎　雀　虎

① □に真珠

② □の骨

③ 二□を追う

④ □のはい出るすきもない

⑤ 張り子の□

⑥ □の寝床

⑦ □の涙

⑧ □を読む

3 読めるけど書けない漢字クイズ

「なんとなく読めるけど、いざ書くのは難しい」という言葉を集めました。ヒントから漢字を選んで、各問のひらがなを漢字で書いてください。間違えないように正確に書き取りましょう。

① らんかん ⇒ □□

② ちょうらく ⇒ □□

③ しょうろう ⇒ □□

④ はんりょ ⇒ □□

⑤ ちゅうぼう ⇒ □□

⑥ ざっとう ⇒ □□

⑦ おうよう ⇒ □□

⑧ そこつ ⇒ □□

ヒント
楼　雑　干　侶　落　伴　揚　房
鐘　欄　忽　踏　鷹　厨　粗　凋

4 白・黒漢字クイズ

「白」または「黒」の漢字を含む言葉を集めました。□の中に白または黒の漢字を入れ、正しい言葉を完成させてください。両方とも含む言葉もあります。

①彼女は面□半分で私をからかってきた

②平和を保って暗□時代が来ないようにしたい

③私の父は一家の大□柱だ

④社会科の授業で□地図を使った

⑤どちらが正しいか□□をつけるときが来た

⑥□□写真にはカラー写真と違った味わいがある

⑦腕□でもいい、たくましく育ってほしい

⑧婚礼衣装は□無垢にあこがれる

⑨あまりの出来事に目を□□させた

⑩初鰹は□潮に乗って北上してくる

⑪故郷には□砂青松の美しい浜辺がある

⑫ステーキを焼くなら□毛和牛に限る

⑬彼は晴れて青天□日の身となった

⑭語り継がれる□虎隊の悲劇

問題⑥は写真についての文章ですが、私、大学時代は写真部にいたんです。当時使っていたのはミノルタ（現・コニカミノルタ）製のカメラで、その後芸能界デビューにつながったミノルタのCMに出演したことに運命のようなものを感じます。

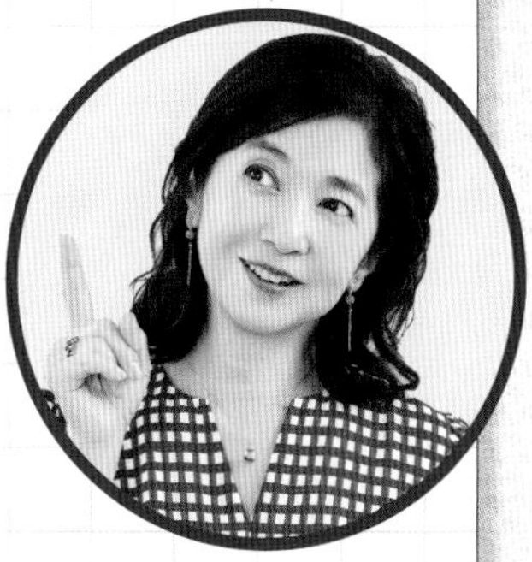

5 よく見ると間違っている漢字クイズ

各問の文章には、それぞれ１ヵ所の漢字の間違いがあります。間違った漢字を正しい漢字に直してください。

①正月は角松を飾る　誤［　］⇒正［　］

②詫び寂びは日本の美意識　誤［　］⇒正［　］

③ニンニクは疲労快復に効く　誤［　］⇒正［　］

④離島の生体系を守る　誤［　］⇒正［　］

⑤決戦投票でA君が選ばれた　誤［　］⇒正［　］

⑥産・官・学が三身一体となる　誤［　］⇒正［　］

⑦この宝石は正真正明の本物だ　誤［　］⇒正［　］

⑧彼は百戦練磨のベテラン社員だ　誤［　］⇒正［　］

6 世界の都市名クイズ

アメリカ＝「亜米利加」、フランス＝「仏蘭西」など、海外の国名は漢字で書かれることがありますが、同じように海外の都市名にも漢字表記があります。各問、都市名が漢字で書かれているので、正しい読み仮名をつけてください。

①桑港（アメリカの都市）⇒［　］

②舎路（アメリカの都市）⇒［　］

③浦塩斯徳（ロシアの都市）⇒［　］

④安特堤（オランダの都市）⇒［　］

⑤寿府（スイスの都市）⇒［　］

⑥民顕（ドイツの都市）⇒［　］

⑦哈瓦那（キューバの都市）⇒［　］

⑧門土里留（カナダの都市）⇒［　］

問題③や⑧は、もうそのまま読んでいただければ答えがわかりますね（笑）。

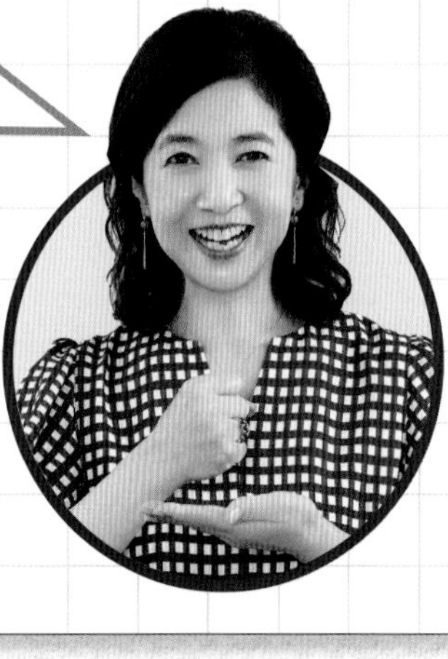

7 江戸城の門クイズ

各問は、いまも残っている江戸城（皇居）の門です。それぞれ読み方をひらがなで書いてください。

① 皇居正門⇒［　　　］
② 坂下門⇒［　　　］
③ 桔梗門⇒［　　　］
④ 大手門⇒［　　　］
⑤ 平川門⇒［　　　］
⑥ 北桔橋門⇒［　　　］
⑦ 乾門⇒［　　　］
⑧ 清水門⇒［　　　］
⑨ 田安門⇒［　　　］
⑩ 半蔵門⇒［　　　］
⑪ 桜田門⇒［　　　］

8 ことわざ漢字クイズ

ヒントの中から□に当てはまる漢字を入れて、①～⑧のことわざを完成させてください。

問題③は、もとは仏教の言葉で、「仏教徒で仏の教えの恩恵を受けながら、仏の道に反抗して害をなす者」のことを指すそうです。

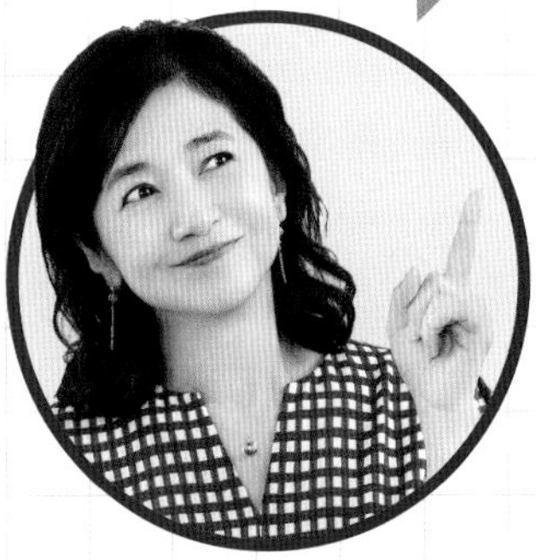

① □破れて山河在り
② 地獄で□
③ 獅子身中の□
④ 前門の虎後門の□
⑤ 毒食わば□まで
⑥ 残り物には□がある
⑦ 腹が減っては□ができぬ
⑧ 正直の頭に□宿る

ヒント

戦　福　虫　狼　皿　国　神　仏

9 酒の異名クイズ

お酒にはいくつかの異名（別名）があります。各問に漢字で書かれたお酒の異名の読み方をひらがなで解答欄に書いてください。

① 天の美禄⇒［　］の［　］　④ 竹葉⇒［　］

② 般若湯　⇒［　］　⑤ 甘露⇒［　］

③ 百薬の長⇒［　］の［　］　⑥ 間水⇒［　］

10 侍言葉クイズ

時代小説や歴史小説、時代劇などには、武士が使っていた「侍言葉」と呼ぶべき日本語が数多く使われています。以下の問題のうち、赤で書かれた漢字はひらがなに、赤で書かれたひらがなは漢字に、それぞれ書き換えてください。

① 小事とはいえ、徒や疎かにしてはならぬ
（軽々しく粗末にする）⇒［　］や［　］か

② そこの茶店で、偶さか幼馴染に会ったのじゃ
（偶然）⇒［　］さか

③ この戯け者め！
（ばかもの）⇒［　］け者

④ 兄上はこのたびの責任を取り、つめばらを切らされおった
（強制的に責任を取らされること）⇒［　］［　］

⑤ 親方様の申されたこと、とくしんしたでござる
（納得）⇒［　］［　］

⑥ おのおのがた、ここに参れ！
（みなさま）⇒［　］［　］［　］

11 日へんの漢字クイズ

日へんの漢字を集めました。日へんにヒントの文字を合わせて、各問のひらがなを漢字で書いてください。

①しょう⇒□　⑤はれ⇒□
②えい⇒□　⑥あん⇒□
③とき⇒□　⑦あけぼの⇒□
④ばん⇒□　⑧ばく⇒□

ヒント

暴	署
央	青
召	免
寺	音

12 読み方が複数ある熟語クイズ

複数の読み方を持つ二字熟語を集めました。各問、Aの読み方もBの読み方もできる熟語を書いてください。

①A:さいちゅう、B:もなか⇒□□
②A:にんき、B:ひとけ⇒□□
③A:おおごと、B:だいじ⇒□□
④A:はいきん、B:せすじ⇒□□
⑤A:おおぜい、B:たいせい⇒□□
⑥A:こうよう、B:もみじ⇒□□
⑦A:ぼくじょう、B:まきば⇒□□
⑧A:しもて、B:へた⇒□□
⑨A:こんぽん、B:ねもと⇒□□
⑩A:きんぼし、B:きんせい⇒□□

問題①の「もなか」ですが、私の故郷・熊本には「焼酎もなか」という銘菓があります。球磨焼酎を使った、昔からあるお菓子です。

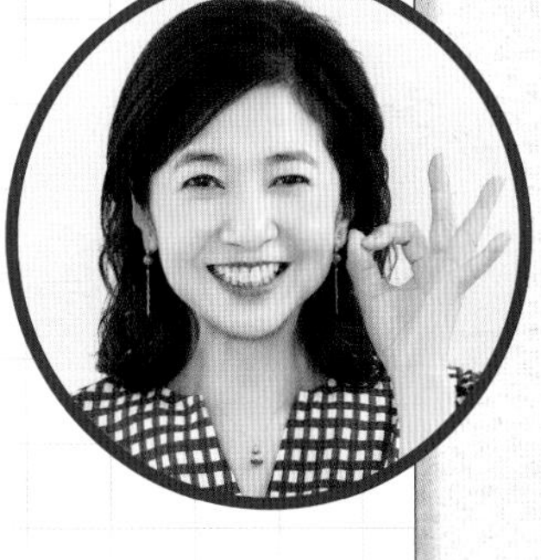

漢字教養トリビアクイズ㉒ 解答

❶ 人形クイズ

①からくり人形、②いちまつ人形、③ろう人形、④ごがつ人形、⑤はかた人形、⑥ひな人形、⑦わら人形、⑧きせかえ人形、⑨おやま人形、⑩ごしょ人形、⑪あやつり人形、⑫たかさご人形

❷ 動物の漢字熟語クイズ

①豚、②馬、③兎、④蟻、⑤虎、⑥鰻、⑦雀、⑧鯖

❸ 読めるけど書けない漢字クイズ

①欄干、②凋落、③鐘楼、④伴侶、⑤厨房、⑥雑踏、⑦鷹揚、⑧粗忽

❹ 白・黒漢字クイズ

①面白半分、②暗黒時代、③大黒柱、④白地図、⑤白黒をつける、⑥白黒写真、⑦腕白、⑧白無垢、⑨目を白黒、⑩黒潮、⑪白砂青松、⑫黒毛和牛、⑬青天白日、⑭白虎隊

❺ よく見ると間違っている漢字クイズ

①誤角⇒正門、②誤詫⇒正侘、③誤快⇒正回、④誤体⇒正態、⑤誤戦⇒正選、⑥誤身⇒正位、⑦誤明⇒正銘、⑧誤練⇒正錬

❻ 世界の都市名クイズ

①サンフランシスコ、②シアトル、③ウラジオストク、④アムステルダム、⑤ジュネーブ、⑥ミュンヘン、⑦ハバナ、⑧モントリオール

❼ 江戸城の門クイズ

①こうきょせいもん、②さかしたもん、③ききょうもん、④おおてもん、⑤ひらかわもん、⑥きたはねばしもん、⑦いぬいもん、⑧しみずもん、⑨たやすもん、⑩はんぞうもん、⑪さくらだもん

❽ ことわざ漢字クイズ

①国破れて山河在り　意味：戦争で国が滅びても山や川はもとの姿を保っているものだ

②**地獄で仏**　意味：つらいときに思いがけない助けにあったときの喜びを表した言葉

③**獅子身中の虫**　意味：内部から禍を起こす人のこと

④**前門の虎後門の狼**　意味：一つの危機から身を守っても、さらにほかの危機が現れること

⑤**毒食わば皿まで**　意味：どうせ悪事を始めたなら最後まで徹底的にやり抜こう

⑥**残り物には福がある**　意味：余り物には人の取り残した福があるということ

⑦**腹が減っては戦ができぬ**　意味：空腹では何をやっても身が入らず、成果が上がらない

⑧**正直の頭に神宿る**　意味：正直な人にはいつの日にか必ず神が味方し、守ってくれること

9 酒の異名クイズ

①てんのびろく、②はんにゃとう、③ひゃくやくのちょう、④ちくよう、⑤かんろ、⑥けんずい

10 侍言葉クイズ

①あだやおろそか、②たまさか、③たわけ、④詰腹、⑤得心、⑥各々方

11 日へんの漢字クイズ

①昭、②映、③時、④晩、⑤晴、⑥暗、⑦曙、⑧曝

12 読み方が複数ある熟語クイズ

①最中、②人気、③大事、④背筋、⑤大勢、⑥紅葉、⑦牧場、⑧下手、⑨根本、⑩金星

今回もお疲れ様でした。「漢字教養トリビアクイズ」は今回で22回目になるわけですが、第１回から連続して出題されているクイズに「読めるけど書けない漢字クイズ」があります。出題数は今回で181問！　読めるけど書けない漢字ってたくさんあるんですね～。このクイズはまだまだ続く予定なので、今後もお楽しみに！

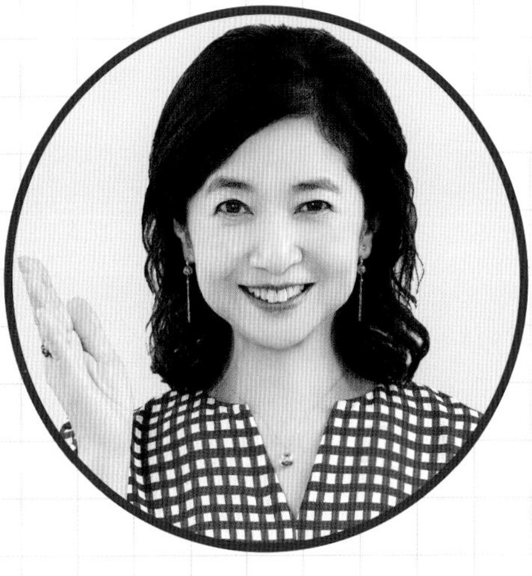

本書の漢字パズルを行えば
「脳の司令塔」前頭前野の血流がアップし認知機能の向上に役立つと確認されました

東北大学教授　川島隆太（かわしまりゅうた）

脳の認知機能をつかさどるのが前頭葉の前頭前野

人間の脳はさまざまな機能を備えています。その中でも、「認知機能」はとても重要な役割を果たしています。認知機能とは、「思考」「判断」「記憶」「意欲」「計算」「想像」などの高度な脳の活動のことです。

認知機能をつかさどっているのは、脳の前のほうにある前頭葉の「前頭前野」という領域です。前頭前野は、いわば「脳の司令塔」。人間らしく社会生活を送るうえでは、欠かせない要所なのです。

ところが、加齢とともに前頭前野は衰え、認知機能も低下。認知機能が落ちると、記憶力や注意力、思考力、判断力が弱まります。物忘れやうっかりミスが多くなり、生活の質の低下にもつながるのです。

認知機能を維持するためには、前頭前野の働きを保つことが重要です。前頭前野の活性度は、「NIRS（近赤外分光分析法）」という方法で調べることができます。

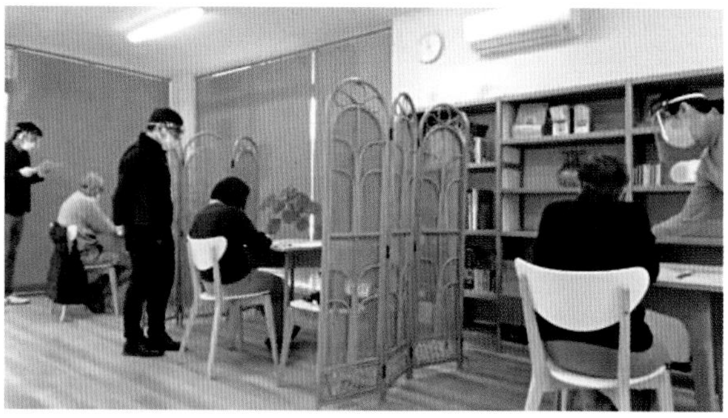
脳ドリルの試験のようす

NIRSとは、太陽光にも含まれる近赤外光を使った安全な検査方法です。簡単に説明すると、近赤外光を当てることで、前頭前野の血流を測定できます。前頭前野の血流が増えていれば、脳が活性化している証拠。逆に血流が変わらなければ、活性化はしていません。

脳が活性化するしくみ

文字や数字の問題を素早く解く

▼

脳の血流が高まり、脳の司令塔（前頭前野）が活性化

▼

しっかり働く脳になり、物忘れやうっかりミスも減る！

脳ドリルの実践中に脳の血流が増えた

そこで、本書の脳ドリルが前頭前野を活性化するのか、NIRSを使って調べてみました。試験は2020年12月、新型コロナウイルスの感染対策を十分に行ったうえで実施。対象者は60〜70代の男女40人です。全員、脳出血や脳梗塞（こうそく）など、脳の病気の既往症はありません。

出題したドリルは「漢字系」「計算系」「言葉系」「論理系」「知識系」「記憶系」「変わり系」の７系統で、計33種類。ドリルはどれも楽しく解けるものばかりです。例えば、「漢字系」の「二字熟語クロス」（46〜47ページ、76〜77ページ）

脳活動時系列波形

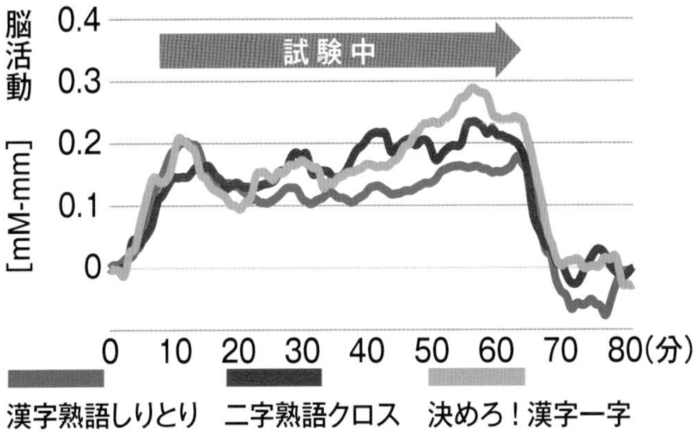

出典：漢字系脳ドリルの脳活動「脳血流量を活用した脳トレドリルの評価」より

トポグラフィ画像（脳血流測定）

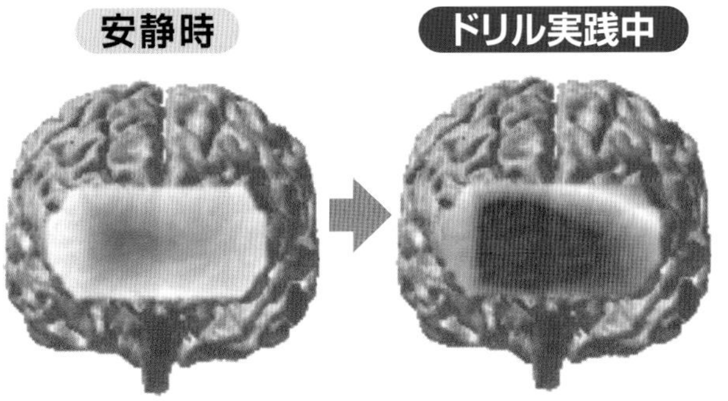

ドリルを実践する前の前頭前野の血流

赤い部分は脳の血流を表している。ドリルの試験中に血流が向上した

は、熟語を使ったクロスワードパズル。上下左右にある漢字と組み合わせて、二字熟語を４つ作れる漢字をヒントの中から選びます。

「計算系」の「ひらがな計算」は、「にたすろくたすいちひくごたすさん」というように、計算式がひらがなで書かれています。頭の中でひらがなを数字に変換するさい、勘違いすることがあるかもしれませんが、楽しく実践できます。

楽しいだけでなく、効果が高いこともわかりました。試験では１人当たり15種類のドリルを解いてもらいました。NIRSを使い、脳ドリルを行っているときの脳の血流を調べたところ、安静時と比べて、33種類のすべてのドリルにおいて、脳の血流がアップ。そのうち27種は顕著に血流が増加していました。

この試験結果から、脳ドリルを解いているときは前頭前野が活性化していることが確認されたのです。続ければ思考力や判断力、記憶力、計算力といった認知機能が向上することも、十分期待できるといえるでしょう。

また、正確に答えるよりも、より多くの問題に取り組むことも重要です。たとえ間違っていても、素早く答えていくことで脳の血流は増加し、前頭前野も活性化するのです。

注意してほしいのは、脳ドリルであれば、どんなものでも前頭前野が刺激されるわけではない、ということ。

つまらなかったり、難しかったりすると、脳にいい刺激が伝わらず、血流が促進するどころか、滞ってしまうこともあるのです。

ドリル種類別の脳活動

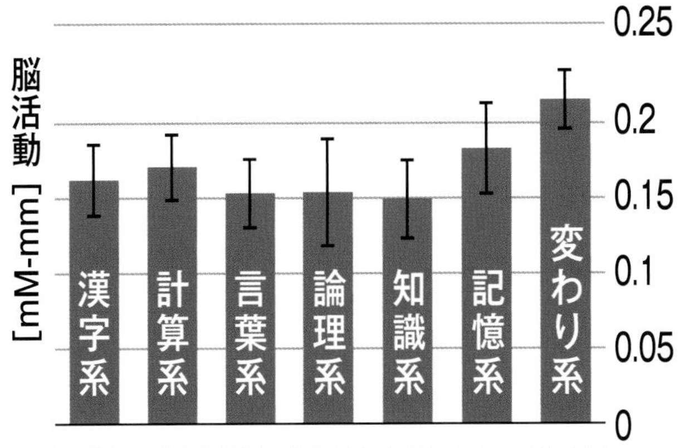

出典：系統別の有意差「脳血流量を活用した脳トレドリルの評価」より

毎日行うことで脳の認知機能は向上

本書には、試験で検証したものと同種の漢字パズルを収録しています。実際にやってみるとわかると思いますが、バラエティに富み、楽しく解ける問題ばかりです。

漢字パズルを毎日、1ヵ月間にわたって取り組むことで、さらなる前頭前野の活性化が期待できます。認知機能は向上して、物忘れやうっかりミスは減り、認知症や軽度認知障害（MCI）の予防にも役立つ可能性があります。

漢字パズルを毎日実践すれば
脳が積極的に使われて活性化し脳の機能がどんどん向上します

人間の脳は加齢とともに衰え物忘れが多くなる

人間の脳は体と同様、加齢とともに衰えていきます。物忘れが多くなったり、注意力が散漫になったりして、脳の認知機能が低下してくるのです。

自分では脳はまだ大丈夫なつもりでも、日常生活の中で「なんだっけ？」「しまった！」という経験が多くなってきたら要注意。脳の認知機能が衰えてきた証拠です。

認知機能だけでなく、脳の衰えは心にも影響を及ぼします。やる気が出なくなり、新しいことに対する興味もわかなくなります。急に怒り出したり、泣き出したりするなど、感情のコントロールも難しくなってくるのです。

厚生労働省の推計によると、2022年の時点で「認知症」と、その予備群とされる「軽度認知障害（MCI＝Mild Cognitive Impairment）」を合わせた総数は1,001万人。実に65歳以上の４人に１人という割合でした。

MCIは、脳が正常な状態と認知症の中間にある段階です。同じ質問や会話をくり返すなどの記憶障害が認められるものの、日常生活には支障をきたしません。

ところが、MCIを放置すると、年間５～15％の割合で認知症へと移行するという報告があります。そのため、MCIは認知症の予備群であると考えられているのです。

脳はいくつになっても鍛えることができる

脳の健康を維持するには、認知症を発症する前の対策が大切。MCIや加齢による物忘れの段階であれば、脳の元気を取り戻すことも不可能ではありません。

そのためには、脳を鍛えて認知機能を向上させることが大切。脳は体と同じで、いくつになっても鍛えることができるのです。

●認知症患者の年代別割合

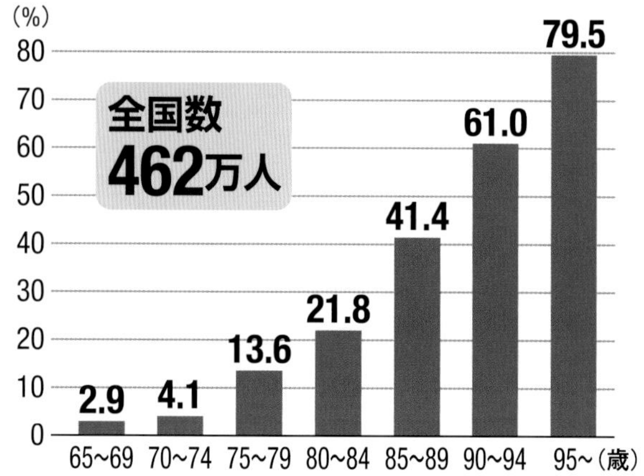

出典：厚生労働省研究班推計（2013年）

●20年後には4人に1人が認知症に

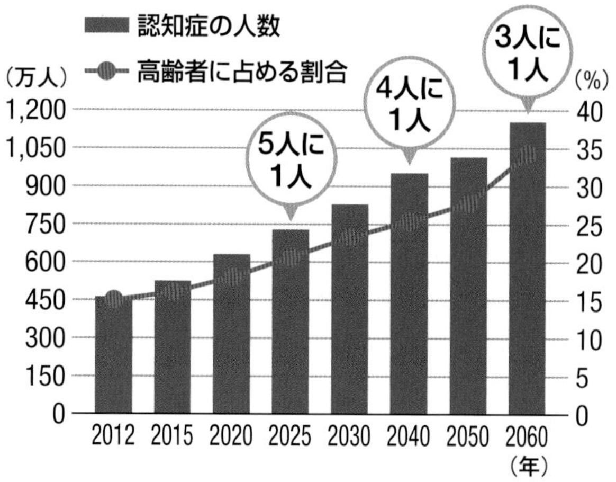

出典：日本における認知症の高齢者人口の将来推計に関する研究（平成26年度厚生労働科学研究費補助金特別研究事業）

前頭前野の働き

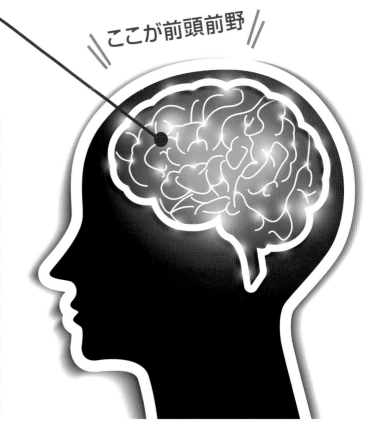

大脳の約30%を占め、いわば「脳の司令塔」ともいえる領域。「考える」「記憶する」「感情をコントロールする」「判断する」など、人間が人間らしくあるために最も欠かせない部分といえる。

前頭前野が衰えると、物忘れが増え、うっかりミスなど注意力や判断力が低下するほか、感情的になったり、やる気が低下したりする。

私たち人間は、筋肉に適度な負荷をかける運動を続けることで、体力や筋力を維持できます。逆に、全く運動をしなければ、身体機能は衰えるいっぽうです。

実は、脳も全く同じです。意識して脳を使っていかないと、どんどん衰えていきます。一方で、脳を積極的に使うようにすると、衰えを防げるだけでなく、現状よりも機能を高めることも可能になるのです。

文字や数字を書くと前頭前野が鍛えられる

本書は、漢字や文字を使った楽しく解けるドリルを掲載しています。毎日続けることによって、脳の認知機能をつかさどる重要部位「前頭前野」が刺激されて、脳が鍛えられるのです。

実際、手を使って文字や数字を書く作業を行うことによって、前頭前野が活性化するとわかっています。また、難しい問題よりも、やさしい問題をできるだけ速く解くほうが活性化します。

なぜ、やさしい問題のほうが脳を刺激するのか、その理由はくわしくはわかっていません。しかし、それが人間の脳の性質であることは、科学的に明らかになっています。

また、数字や文字を一時的に記憶することも、脳の効果的なトレーニングになります。例えば、お店の電話番号を記憶してスマートフォンなどに登録する、人との会話の内容を覚えておいて、あとでメモ書きするなど、一時的に物事を記憶する作業を意識的に行うことが大切です。

どれだけ多くの記憶を一時的に脳内にとどめられるか、というトレーニングを日常的に行うと、脳の作業記憶（ワーキングメモリー）が広がっていきます。作業記憶とは、一時的に記憶すること。実は、作業記憶という記憶力を積極的にくり返して使うことによって、記憶力など脳の機能はどんどん向上していくのです。

毎日脳活 スペシャル 漢字脳活ひらめきパズルの効果を高めるポイント

ポイント1 毎日続けることが大切

「継続は力なり」という言葉がありますが、漢字パズルは毎日実践することで、脳が活性化していきます。2～3日に1度など、たまにやる程度では効果は現れません。また、続けていても途中でやめると、せっかく若返った脳がもとに戻ってしまいます。毎日の日課として、習慣化するのが、脳を元気にするコツだと心得てください。

ポイント2 1日2ページ、朝食後の午前中に

1日のうちで脳が最も働くのが午前中です。できるかぎり、午前中に取り組みましょう。一度に多くの漢字ドリルをやる必要はなく、1日2㌻でOK。短い時間で集中して全力を出し切ることで、脳の機能は向上していくのです。また、空腹の状態では、脳はエネルギー不足。朝ご飯をしっかり食べてから行いましょう。

ポイント3 できるかぎり静かな環境で

静かな環境で取り組むことがポイントです。集中しやすく、脳の働きもよくなります。テレビを見ながらや、ラジオや音楽を聴きながらやっても、集中できずに脳を鍛えられないことがわかっています。周囲が騒がしくて気が散る場合は、耳栓を使うといいでしょう。

ポイント4 制限時間を設けるなど目標を決めて取り組む

目標を決めると、やる気が出てきます。本書では、年代別に制限時間を設けていますが、それより少し短いタイムを目標にするのもいいでしょう。解く速度を落とさずに、正解率を高めていくのもおすすめです。1ヵ月間連続して実践するのも、立派な目標です。目標を達成したら、自分にご褒美をあげると、さらに意欲も出てきます。

ポイント5 家族や友人といっしょに実践する

家族や友人といっしょに取り組むのもおすすめです。競争するなどゲーム感覚で実践すると、さらに楽しくなるはずです。何よりも、「脳を鍛える」という同じ目的を持つ仲間と実践することは、とてもやりがいがあります。漢字ドリルの後、お茶でも飲みながらコミュニケーションを取ることも、脳の若返りに役立つはずです。

とにかく楽しい厳選問題！

大人気脳トレ「漢字パズル」15

記憶力・認知力アップ

問題を手がかりに一時的に覚える「短期記憶」と子供のころに習った漢字など「思い出す力」を鍛えます。

3・18日目 **言葉かくれんぼ**
6・21日目 **三字熟語穴うめ推理**
10・25日目 **片づけ四字熟語**
14・29日目 **熟語駅伝**

片づけ四字熟語

❶ 上：唯 鏡 直 体／左：同 転 我 水／右：一 下 独 明／下：急 心 止 尊

❷ 上：呉 給 馬 和／左：自 舟 食 日／右：自 越 飲 小／下：牛 春 同 足

❸ 上：大 部 無 正／左：恥 一 義 方／右：顔 終 名 品／下：厚 行 始 分

❹ 上：変 意 不 退／左：在 周 一 出／右：幻 用 一 外／下：門 進 自 到

注意力・集中力アップ

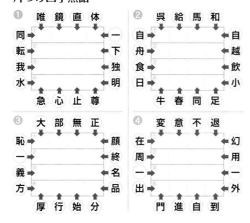

指示どおりの文字を探したり、浮かび上がった図形から文字を読み取ったりするなど、注意力・集中力が磨かれます。

2・17日目 **数字つなぎ三字熟語**
7・22日目 **虫食い漢数字**
9・24日目 **熟語ルーレット**
11・26日目 **二字熟語足し算**

熟語ルーレット

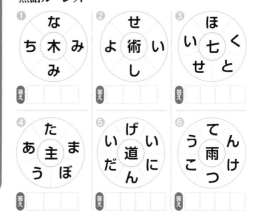

❶ 中央：木／周囲：な み み ち　答え：
❷ 中央：術／周囲：せ い し よ　答え：
❸ 中央：七／周囲：ほ く と せ い　答え：
❹ 中央：主／周囲：た ま ぼ う あ　答え：
❺ 中央：道／周囲：げ い に ん だ い　答え：
❻ 中央：雨／周囲：て ん け つ こ う　答え：

直感力アップ

知識や経験を総動員して、素早く決断を下したり行動に移したりする力が身につきます。

5・20日目 **ひらめき校正ドリル**
13・28日目 **漢字連想クイズ**
15・30日目 **漢字ジグザグクロス**

ひらめき校正ドリル

❶ 先生にほめられて有頂点になった　答え：
❷ 財布の置き場所に異和感があった　答え：
❸ 立場が悪く、足先を見られた　答え：
❹ 火の要心！マッチ１本火事のもと　答え：
❺ ケガしたから負けるなんて弱根をはくな　答え：
❻ 笑う角には福きたるというよね　答え：
❼ 昨晩はずっと熱にうなされていた　答え：
❽ レストランの予役をすませた　答え：
❾ 話は最高潮。殿下の宝刀を抜くぞ！　答え：

思考力・想起力アップ

論理的に考える問題や推理しながら答えを導く問題で、考える力を磨き、頭の回転力アップが期待できます。

1・16日目 **つなぎ言葉クロス**
4・19日目 **漢字熟語しりとり**
8・23日目 **チラリ四字熟語**
12・27日目 **二字熟語クロス**

二字熟語クロス

	上	左	右	下
❶	光	背	色	品
❷	妥	終	論	果
❸	永	疎	方	足
❹	友	発	者	人
❺	太	夕	気	性
❻	集	没	語	差
❼	自	配	食	仕
❽	現	印	牙	徴
❾	万	賭	士	識
❿	軍	楽	列	員
⓫	事	不	化	身
⓬	究	至	地	限

1日目 つなぎ言葉クロス

実践日

月　　日

難易度❸★★★☆☆

各問、中央の解答欄の左側には答えの前につく言葉が、右側には後ろにつく言葉が２つずつ並んでいます。これらの言葉が前後につけられる言葉を、ヒントにしたがって解答欄に書いてください。

❶ ヒント 漢字２字

前につく言葉	解答欄	後ろにつく言葉
糸		ボックス
間違い		料金

❷ ヒント カタカナ３字

前につく言葉	解答欄	後ろにつく言葉
クリスマス		ゲーム
ポイント		払い

❸ ヒント 漢字２字

前につく言葉	解答欄	後ろにつく言葉
記念		判定
レントゲン		立て

❹ ヒント カタカナ３字

前につく言葉	解答欄	後ろにつく言葉
ワールド		リング
コーヒー		ラーメン

❺ ヒント 漢字１字

前につく言葉	解答欄	後ろにつく言葉
眼鏡		回し
日本		まね

❻ ヒント カタカナ４字

前につく言葉	解答欄	後ろにつく言葉
フリー		ナイフ
キッチン		ドライバー

❼ ヒント カタカナ２字

前につく言葉	解答欄	後ろにつく言葉
観光		ガイド
ブラック		タオル

❽ ヒント カタカナ３字

前につく言葉	解答欄	後ろにつく言葉
レジャー		ベルト
チャイルド		カバー

❾ ヒント 漢字１字

前につく言葉	解答欄	後ろにつく言葉
中古		イス
歯		海老

❿ ヒント カタカナ３字

前につく言葉	解答欄	後ろにつく言葉
テーブル		ワード
サザン		カントリー

解答 ❶電話、❷カード、❸写真、❹カップ、❺猿、❻ペーパー、❼バス、❽シート、❾車、❿クロス

脳活ポイント

ひらめきが磨かれて思考も深まる

４つの言葉をヒントに、想起力を駆使してつなげられる言葉を探します。ヒントの単語を声に出してみると、パッとひらめく場合も。関連の深い言葉を考えていくうちに正解にたどり着くときもあります。

目標時間

50代まで	60代	70代以上
20分	25分	30分

正答数 ／20問　かかった時間 分

⑪ ヒント 漢字２字

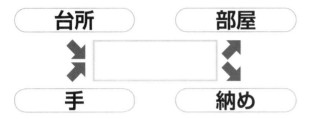

台所　部屋
手　納め

⑫ ヒント カタカナ４字

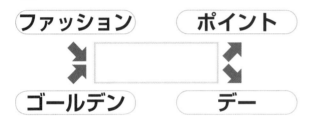

ファッション　ポイント
ゴールデン　デー

⑬ ヒント カタカナ３字

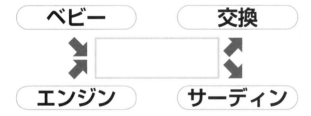

ベビー　交換
エンジン　サーディン

⑭ ヒント カタカナ３字

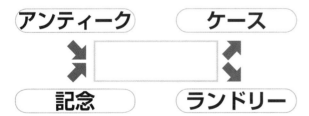

アンティーク　ケース
記念　ランドリー

⑮ ヒント 漢字２字

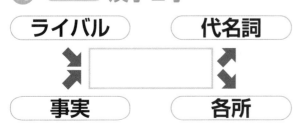

ライバル　代名詞
事実　各所

⑯ ヒント カタカナ３字

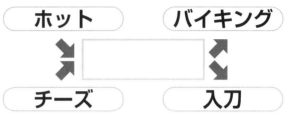

ホット　バイキング
チーズ　入刀

⑰ ヒント カタカナ３字

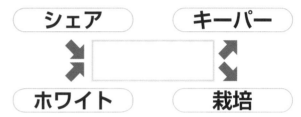

シェア　キーパー
ホワイト　栽培

⑱ ヒント 漢字２字

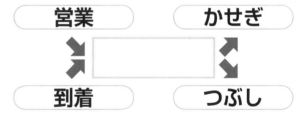

営業　かせぎ
到着　つぶし

⑲ ヒント カタカナ４字

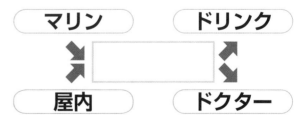

マリン　ドリンク
屋内　ドクター

⑳ ヒント カタカナ３字

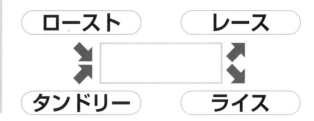

ロースト　レース
タンドリー　ライス

解答 ⑪仕事、⑫ウイーク、⑬オイル、⑭コイン、⑮関係、⑯ケーキ、⑰ハウス、⑱時間、⑲スポーツ、⑳チキン

2 日目 数字つなぎ三字熟語

実践日

月　　日

難易度③★★★☆☆

１の★印から２の●印、３の●印というように各数字の印を順序よく線でつなぐと現れる３文字の漢字を使ってできる熟語を答えてください。最後の数字の印は☆です。最後まで線を引かなくても答えは導けます。

❶

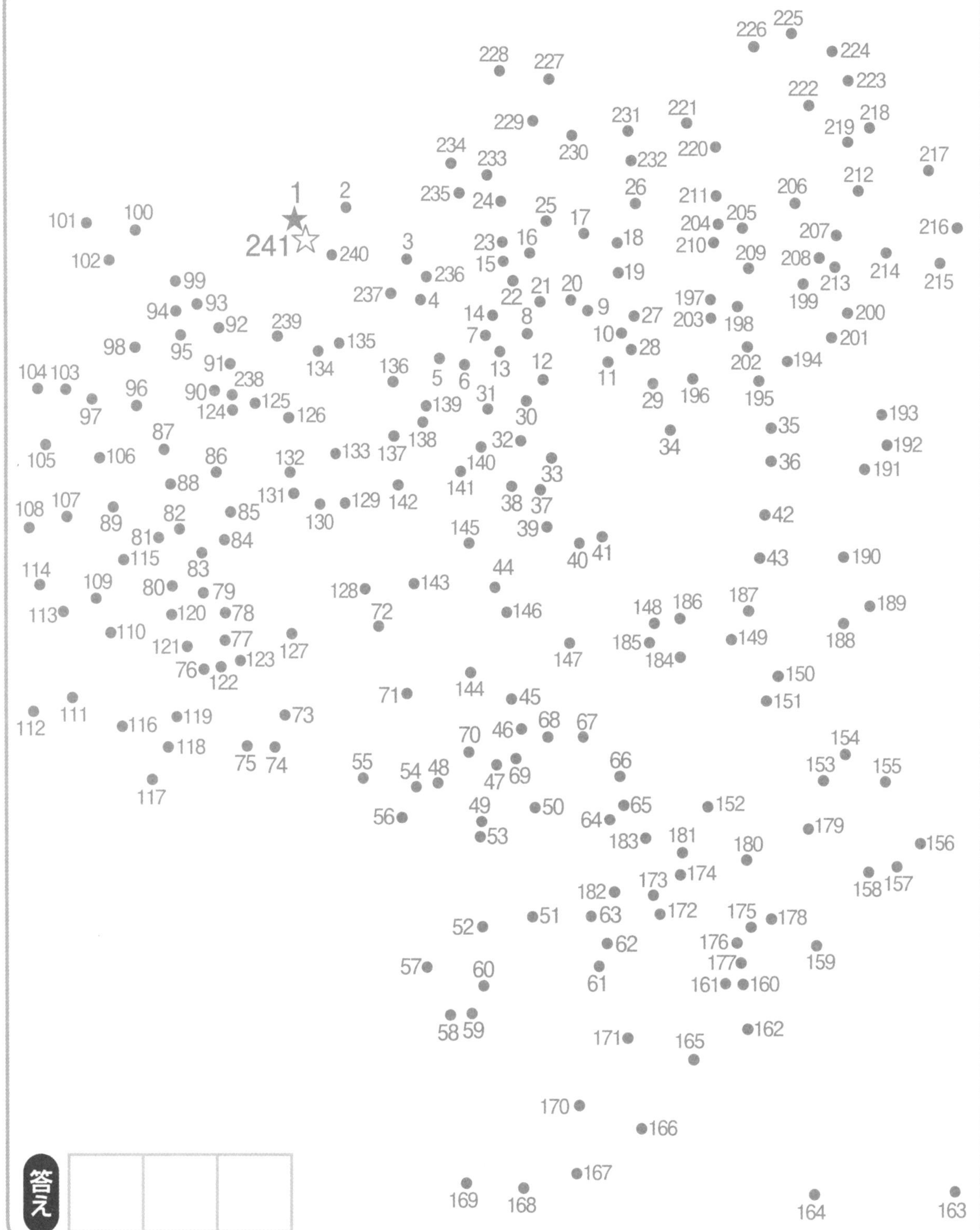

答え

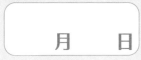

脳活ポイント

見る力を磨き脳が活性

浮かび上がった図形から漢字を読み取り、三字熟語が何かを答えることで、脳の「見る力」の訓練にもなります。また、点を１から順につなげるため、注意力や集中力も鍛えられます。

目標時間

50代まで	60代	70代以上
15分	30分	40分

正答数 ／2問

かかった時間 分

❷

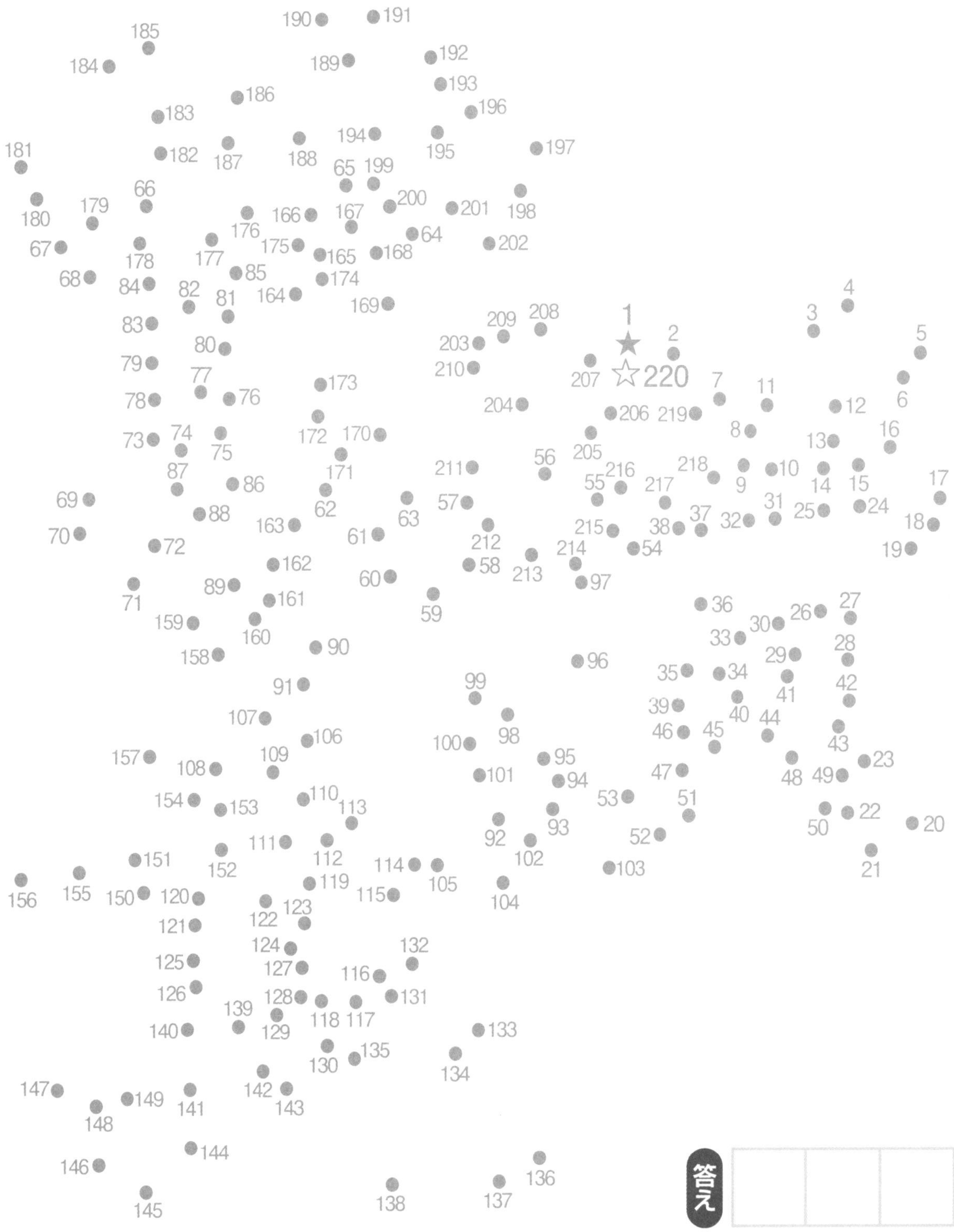

答え

※解答は84ページをご覧ください

3日目 言葉かくれんぼ

実践日
月　日

難易度❸★★★☆☆

大きさや向きの異なる2字～4字の言葉がたくさん書かれた図を見て、各問に答えてください。答えは、図の熟語から探して、指定された個数分を解答欄に書きましょう。それぞれのページごとに答えてください。

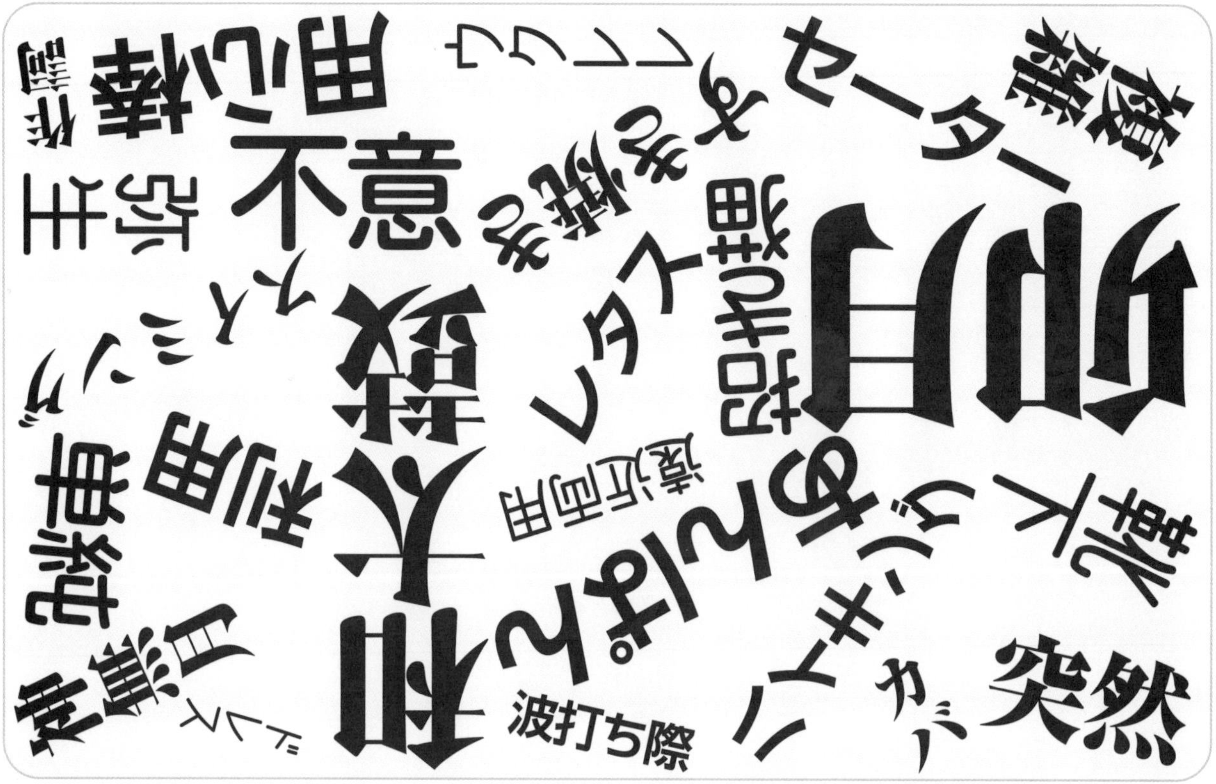

❶ 同じ意味を持つ言葉1組は何と何？

答え

❷ 商売繁盛の縁起物を示す言葉1つは何？

答え

❸ 反対の意味を持つ言葉1組は何と何？

答え

❹ 「水泳」を英語でいい換えた言葉1つは何？

答え

❺ メガネに関係する言葉1つは何？

答え

❻ 楽器の名前2つは何と何？

答え

❼ 衣服の種類を示す言葉3つは何と何と何？

答え

❽ 旧暦の月名を示す言葉3つは何と何と何？

答え

解答 ❶突然・不意、❷招き猫、❸複雑・単純、❹スイミング、❺遠近両用、❻ウクレレ・和太鼓、❼ドレス・セーター・靴下、❽卯月・弥生・神無月

脳活ポイント

頭頂葉が鍛えられ認知力が向上!

図に書かれている熟語は大きさ・向き・書体がすべてバラバラなので、それぞれを識別するさいに、物の形を認識する頭頂葉が特に鍛えられます。認知力の向上に大いに役立ちます。

目標時間

50代まで	60代	70代以上
15分	20分	25分

正答数 ／16問　かかった時間 分

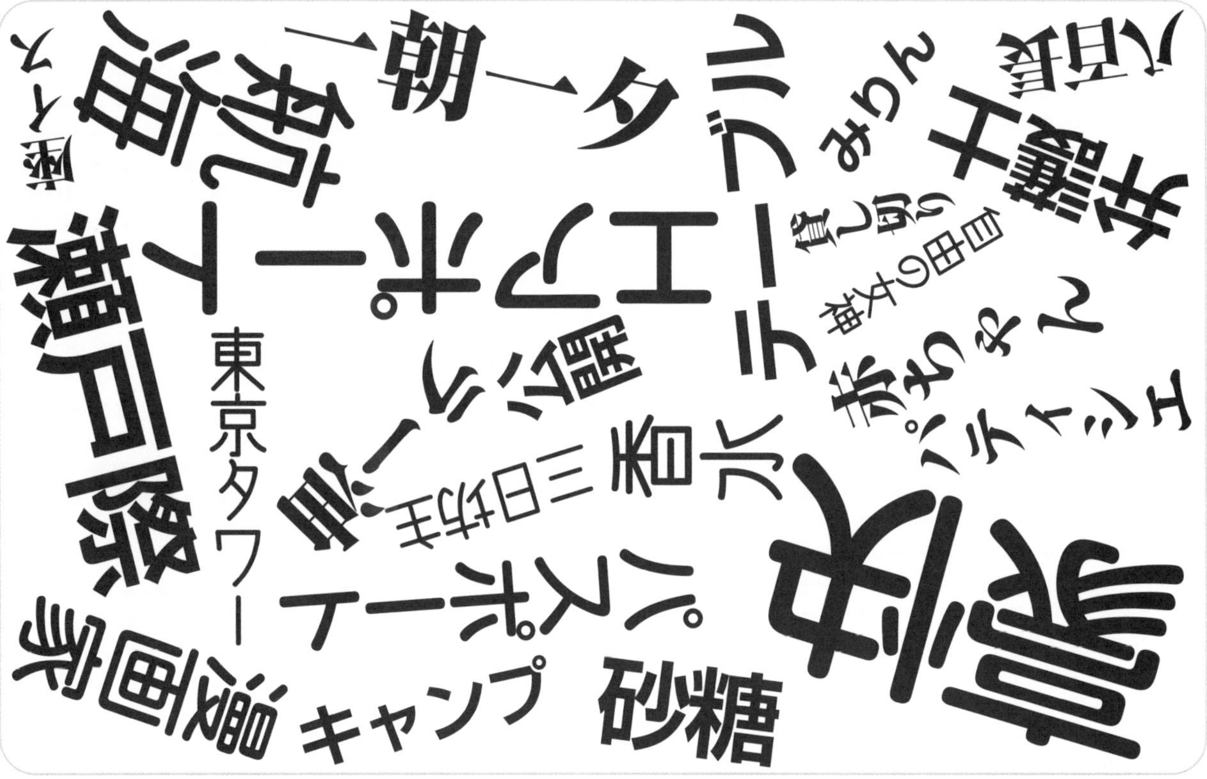

⑨ 飽きっぽい性格を示す言葉１つは何？

答え

⑩ 読み方が同じ言葉１組は何と何？

答え

⑪ 勝負事の不正に関係する言葉１つは何？

答え

⑫ 身分証になるものを示す言葉１つは何？

答え

⑬ 家具の名前２つは何と何？

答え

⑭ 世界遺産の名前１つは何？

答え

⑮ 職業を示す言葉３つは何と何と何？

答え

⑯ 調味料の名前３つは何と何と何？

答え

解答 ⑨三日坊主、⑩航海・公開、⑪八百長、⑫パスポート、⑬テーブル・座イス、⑭自由の女神、⑮弁護士・漫画家・パティシエ、⑯みりん・砂糖・ラー油

4日目 漢字熟語しりとり

実践日

月　日

難易度④★★★★☆

７つの漢字を使い、二字熟語をしりとりで作ります。できた二字熟語の右側の漢字が、次の二字熟語の左側の漢字になります。答えの最初と最後の漢字は１度しか使いません。うまくつながるように埋めてください。

❶ 書 金 録 頭 読 記 音

読□ ▶ □□ ▶ □□ ▶
□□ ▶ □□ ▶ □□

❷ 明 適 符 新 快 切 鮮

新□ ▶ □□ ▶ □□ ▶
□□ ▶ □□ ▶ □□

❸ 分 内 豆 子 蜜 身 粒

蜜□ ▶ □□ ▶ □□ ▶
□□ ▶ □□ ▶ □□

❹ 抹 解 理 定 道 決 茶

抹□ ▶ □□ ▶ □□ ▶
□□ ▶ □□ ▶ □□

❺ 敢 形 魔 果 睡 女 成

□□ ▶ □□ ▶ 女□ ▶
□□ ▶ □□ ▶ □□

❻ 抱 人 平 魚 公 凡 介

□□ ▶ □□ ▶ 凡□ ▶
□□ ▶ □□ ▶ □□

❼ 照 地 日 盆 来 準 元

□□ ▶ □□ ▶ 元□ ▶
□□ ▶ □□ ▶ □□

❽ 入 座 先 星 矛 金 導

□□ ▶ □□ ▶ 導□ ▶
□□ ▶ □□ ▶ □□

解答
❶読書→書記→記録→録音→音頭→頭金、❷新鮮→鮮明→明快→快適→適切→切符、
❸蜜豆→豆粒→粒子→子分→分身→身内、❹抹茶→茶道→道理→理解→解決→決定、
❺睡魔→魔女→女形→形成→成果→果敢、❻公平→平凡→凡人→人魚→魚介→介抱、
❼盆地→地元→元来→来日→日照→照準、❽矛先→先導→導入→入金→金星→星座

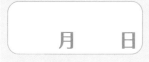

脳活ポイント

言語中枢を一段と磨く!

熟語をしりとりのようにつなげて並べることで、言語中枢である側頭葉を活性化させる効果が期待できます。また、想起力と洞察力、情報処理力も大いに鍛えられます。

目標時間

50代まで	60代	70代以上
30分	45分	60分

正答数 ／16問　かかった時間 分

⑨ 料 角 石 理 鉱 材 頭

鉱□ ▶ □□ ▶ □□ ▶
□□ ▶ □□ ▶ □□

⑩ 影 対 皿 面 局 反 絵

反□ ▶ □□ ▶ □□ ▶
□□ ▶ □□ ▶ □□

⑪ 宿 名 長 命 悠 野 門

悠□ ▶ □□ ▶ □□ ▶
□□ ▶ □□ ▶ □□

⑫ 花 口 生 冠 芝 糸 火

芝□ ▶ □□ ▶ □□ ▶
□□ ▶ □□ ▶ □□

⑬ 成 湯 潔 水 清 白 平

□□ ▶ □□ ▶ 白□ ▶
□□ ▶ □□ ▶ □□

⑭ 下 中 夢 駄 和 初 傘

□□ ▶ □□ ▶ 中□ ▶
□□ ▶ □□ ▶ □□

⑮ 告 事 昆 態 布 知 度

□□ ▶ □□ ▶ 告□ ▶
□□ ▶ □□ ▶ □□

⑯ 詞 茶 新 番 更 台 緑

□□ ▶ □□ ▶ 緑□ ▶
□□ ▶ □□ ▶ □□

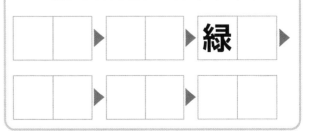

解答
⑨鉱石→石頭→頭角→角材→材料→料理、⑩反対→対局→局面→面影→影絵→絵皿、
⑪悠長→長野→野宿→宿命→命名→名門、⑫芝生→生糸→糸口→口火→火花→花冠、
⑬清潔→潔白→白湯→湯水→水平→平成、⑭初夢→夢中→中和→和傘→傘下→下駄、
⑮昆布→布告→告知→知事→事態→態度、⑯更新→新緑→緑茶→茶番→番台→台詞

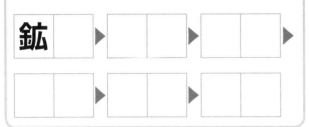

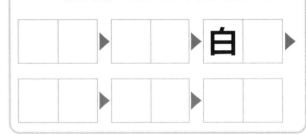

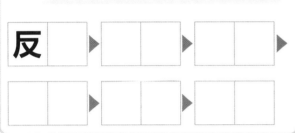

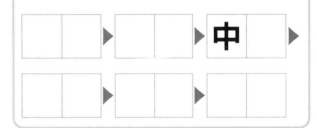

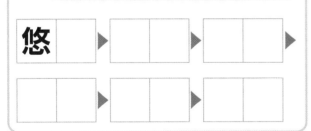

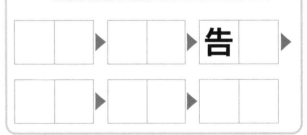

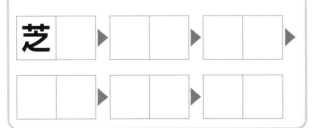

5日目 ひらめき校正ドリル

実践日

月　　日

難易度5★★★★★

各問、漢字の間違い、熟語の間違い、表現の間違いなどが一部分あります。それを見つけ、正しい漢字や熟語、表現を解答欄に書いてください。間違っている部分が書けていれば正解です。

1 先生にほめられて有頂点になった　答え

2 財布の置き場所に異和感があった　答え

3 立場が悪く、足先を見られた　答え

4 火の要心！マッチ１本火事のもと　答え

5 ケガしたから負けるなんて弱根をはくな　答え

6 笑う角には福きたるというよね　答え

7 昨晩はずっと熱にうなされていた　答え

8 レストランの予役をすませた　答え

9 話は最高潮。殿下の宝刀を抜くぞ！　答え

10 彼は几張面で、机の上にゴミ１つない　答え

11 ９回に逆転され、一貫の終わりだ　答え

12 一後一会の精神で、お客様を大切にする　答え

解答　1 点→天、2 異→違、3 先→元、4 要→用、5 根→音、6 角→門、7 うなされて→うかされて、8 役→約、9 殿下→伝家、10 張→帳、11 貫→巻、12 後→期

脳活ポイント

直感力が瞬時に鍛えられる

一読すると間違っていないような文章が並んでいます。似たような漢字や表現に引っかからず、正しい文章が瞬時にひらめくようになると、直感力が磨かれてきます。続ければ、判断力も増します。

目標時間

50代まで	60代	70代以上
15分	20分	25分

正答数 ／24問

かかった時間 分

⑬ 息子の借金を片代わりした 答え

⑭ 交渉が守備よく進み、早く帰宅できた 答え

⑮ 設立１年めの弱生チームが優勝した 答え

⑯ 脳ドリルを行って認知症の芽をつかむ 答え

⑰ 君はこのチームの立派な大石柱だ 答え

⑱ 旅行でもして新気一転しよう 答え

⑲ 旧友と酒を飲みかわした 答え

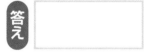

⑳ こんな身入りのいい商売はない 答え

㉑ 相言葉をいって部室に入ってきた 答え

㉒ 彼は押しも押されぬ若手のエースだ 答え

㉓ 失敗を責任転加してはいけない 答え

㉔ 王者に挑戦するなんて次季尚早だ 答え

解答 ⑬片←肩、⑭守備←首尾、⑮生←小、⑯つかむ←つむ、⑰石←黒、⑱新気←心機、⑲飲み←くみ(酌み)、⑳身←実、㉑相←合、㉒押されぬ←押されもせぬ、㉓加←嫁、㉔次季←時期

6日目 三字熟語穴うめ推理

実践日

月　日

難易度❹★★★★☆

真ん中の１字が抜けた三字熟語が２つ提示されています。左右の漢字から推理して中央のマスをうめ、残り１マスにはリストから漢字を選び、縦に読める三字熟語を作りましょう。リストの漢字はすべて使います。

●例題

	競	
国	技	館
居	場	所

この部分のマスはリストから漢字を選んでうめる

このマスは前後の漢字から推理してうめる

三字熟語が真ん中の字が抜けた形で２つ提示されているので、左右の漢字から推理して中央のマスをうめる。

残りの１マスはリストから選んで漢字を書き入れる。

答えは「競技場」

❶

思	□	期
裸	□	貫
	□	

❷

	□	
開	□	医
公	□	戦

❸

	□	
三	□	線
手	□	理

❹

体	□	計
冷	□	房
	□	

❺

大	□	星
	□	
紫	□	部

❻

	□	
医	□	書
街	□	樹

❼

印	□	税
扇	□	機
	□	

❽

動	□	物
栃	□	県
	□	

❾

初	□	的
入	□	雲
	□	

❿

水	□	砲
噴	□	口
	□	

⓫

血	□	板
	□	
花	□	症

⓬

無	□	米
水	□	下
	□	

❶～⓬のリスト

麦	化	橋	巻	卒	鉢
器	通	船	婚	番	調

解答　❶春一番、❷卒業式、❸調味料、❹温暖化、❺金婚式、❻通学路、❼紙風船、❽植木鉢、❾歩道橋、❿鉄火巻、⓫小麦粉、⓬洗面器

脳活ポイント

記憶力がフル回転して認知力も向上

三字熟語の真ん中の文字を考えるのに、記憶力がフル回転します。正解がわかったときには、その熟語について意味や形状を頭に描くので、認知力も同時に鍛えられます。

目標時間

50代まで	60代	70代以上
20分	25分	30分

正答数　　／28問

かかった時間　　分

⑬
□
志□校
舞□裏

⑭
三□月
蛍□灯
□

⑮
大□柱
日□日
□

⑯
□
対□線
屋□船

⑰
□
人□姫
朝□坊

⑱
明□日
原□人
□

⑲
□
食□棚
画□紙

⑳
消□器
追□点
□

㉑
互□会
□
二□流

㉒
地□帳
私□箱
□

㉓
十□支
□
一□散

㉔
埼□県
助□席
□

㉕
遣□使
□
獅□舞

㉖
高□車
銀□員
□

㉗
所□税
有□義
□

㉘
慣□句
野□家
□

⑬〜㉘のリスト

棒　減　機　雑　箱　枚　館　浴
辛　展　石　三　太　末　不　顔

解答　⑬展望台、⑭日光浴、⑮黒曜石、⑯三角形、⑰雑魚寝、⑱後始末、⑲不器用、⑳火加減、
㉑助太刀、㉒図書館、㉓二枚目、㉔玉手箱、㉕唐辛子、㉖飛行機、㉗得意顔、㉘用心棒

7日目 虫食い漢数字

実践日

月　日

難易度❹★★★★☆

❶～㉜の□に漢数字を入れ、熟語・名前・ことわざ・慣用句を完成させてください。このページに用いる漢数字とその個数は上に提示しています。すべてを使い切るように答えてください。

❶～⑯で使う漢数字とその個数

一	5回	二	2回	三	4回	四	1回	五	2回
六	1回	七	2回	八	1回	千	2回	万	2回

❶ □毛猫

❷ □両役者

❸ □者択□

❹ □件落着

❺ □行半

❻ 真田□文銭

❼ □差□別

❽ □分□分

❾ □挙手□投足

❿ 朝□暮□

⓫ □宝菜

⓬ 伊豆□島

⓭ 武士に□言はない

⓮ 色の白いは□難隠す

⓯ □尺下がって師の影を踏まず

⓰ □将功なりて□骨枯る

解答 ❶三、❷千、❸二一、❹一、❺三、❻六、❼千万、❽五五、❾一一、❿三四、⓫八、⓬七、⓭二、⓮七、⓯三、⓰一万（各問出てくる順に記載）

脳活ポイント

集中力も注意力も大幅向上

よく目にする熟語やいい回しが問題です。言葉を集中して思い出しながら、一気に問題を解きましょう。最初はヒントに頼らずに、うっかりミスをしないよう注意を払いながら答えていきましょう。

目標時間

50代まで	60代	70代以上
15分	20分	25分

正答数 　／32問　　かかった時間　　分

⑰～㉜で使う漢数字とその個数

一	5回	二	1回	三	3回	四	2回	五	3回
六	1回	七	2回	八	3回	九	1回	十	3回

⑰ □面鳥

⑱ □字路

⑲ □月人形

⑳ □角巾

㉑ □州地方

㉒ □□音順

㉓ □日□善

㉔ 口□丁手□丁

㉕ □汁□菜

㉖ □人羽織

㉗ □面楚歌

㉘ □法全書

㉙ ローマは□日にして成らず

㉚ □寸の虫にも□分の魂

㉛ □人寄れば文殊の知恵

㉜ なくて□癖あって□□□癖

解答 ⑰七、⑱十、⑲五、⑳三、㉑九、㉒五十、㉓一一、㉔八八、㉕一三、㉖二、㉗四、㉘六、㉙一、㉚一五、㉛三、㉜七四十八（各問出てくる順に記載）

8日目 チラリ四字熟語

実践日

月　日

難易度③★★★☆☆

各問、漢字が４個バラバラに並んでいますが、漢字の一部分しか見えていません。それぞれの漢字を推測し、四字熟語になるよう並べ替えてください。各ページのリストにある36文字の漢字が使われています。

①〜⑨のリスト

人	進	途	若	息	方	聞	無	顔	水	難	鋭
青	鏡	言	恥	前	無	明	気	吐	語	道	美
前	代	止	断	多	未	息	厚	新	八	傍	人

①
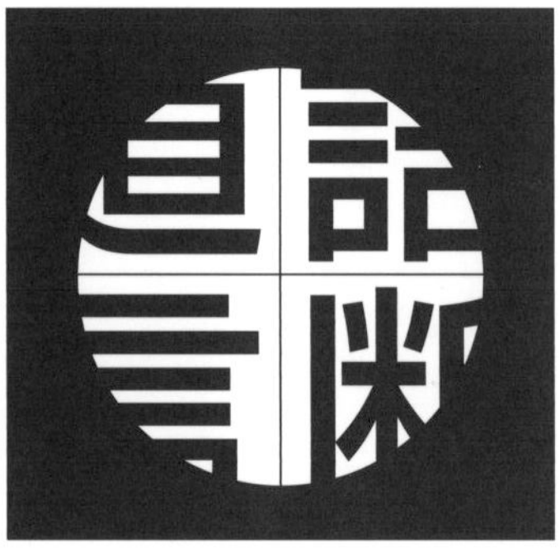
答え

②

答え

③
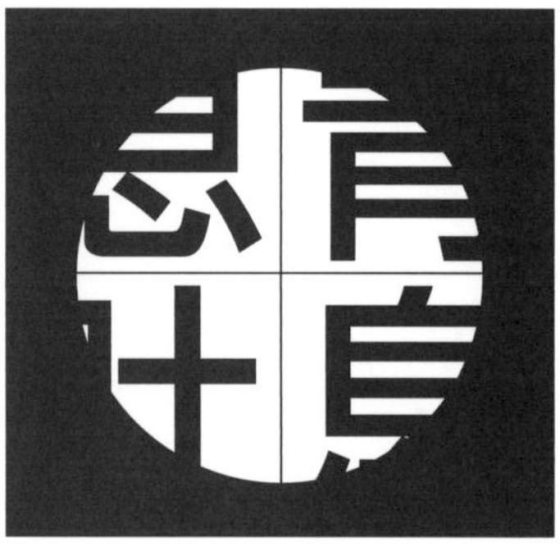 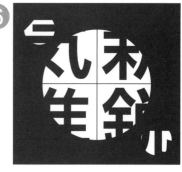 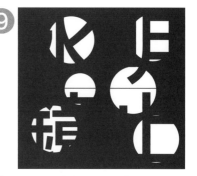
答え

④
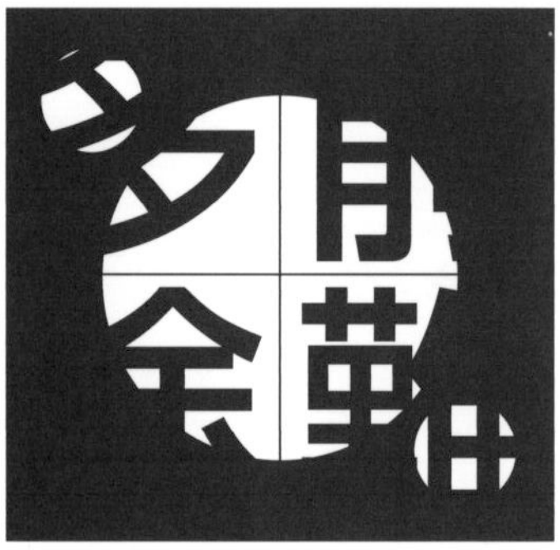
答え

⑤
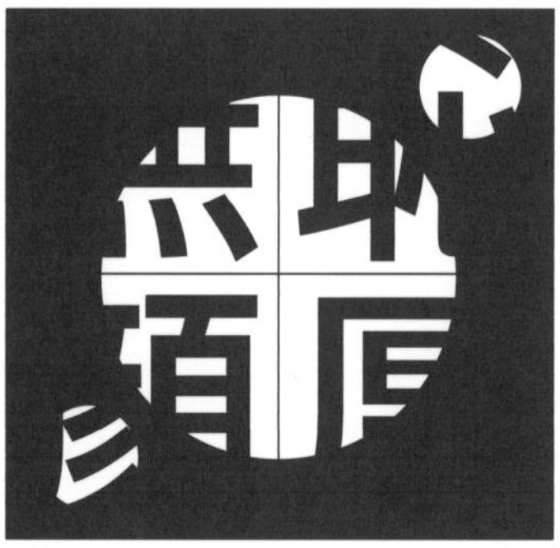
答え

⑥

答え

⑦
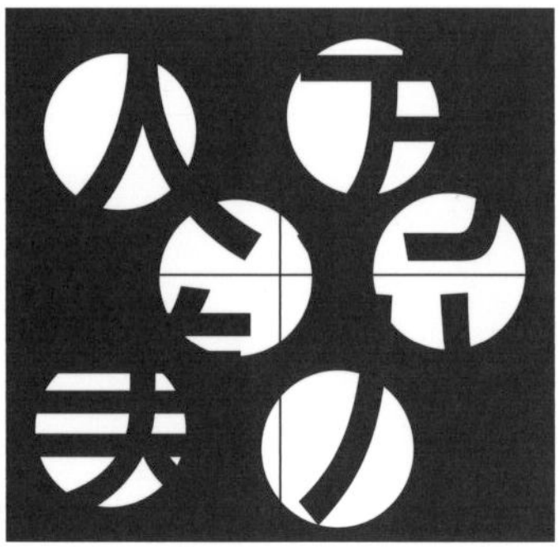
答え

⑧
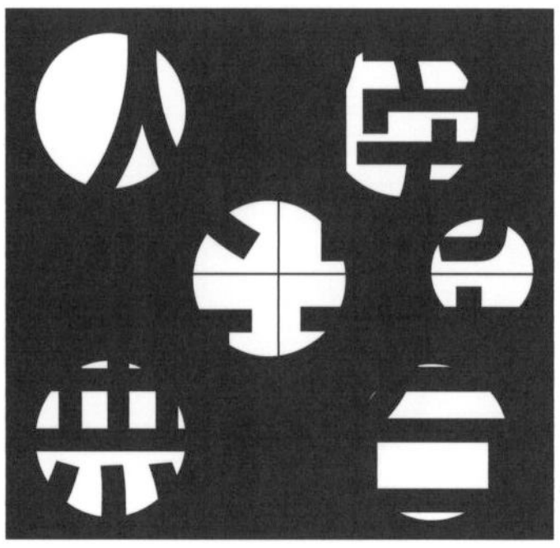
答え

⑨
 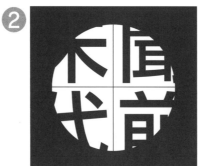
答え

解答 ①言語道断、②前代未聞、③青息吐息、④前途多難、⑤厚顔無恥、⑥新進気鋭、⑦八方美人、⑧傍若無人、⑨明鏡止水

脳活ポイント

想起力やイメージ力を鍛錬

穴からチラリと見えている４つの漢字から全体を推測することで、脳のイメージ力や想起力が鍛えられます。また、注意力や推理力、直感力を養うこともできると考えられます。

目標時間

50代まで	60代	70代以上
20分	25分	30分

正答数　／18問

かかった時間　分

⑩～⑱のリスト

日	七	千	気	得	方	往	人	十	怒	行	倒
意	正	消	満	髪	坊	往	山	転	面	主	衝
沈	色	意	天	海	八	千	左	右	十	品	三

⑩

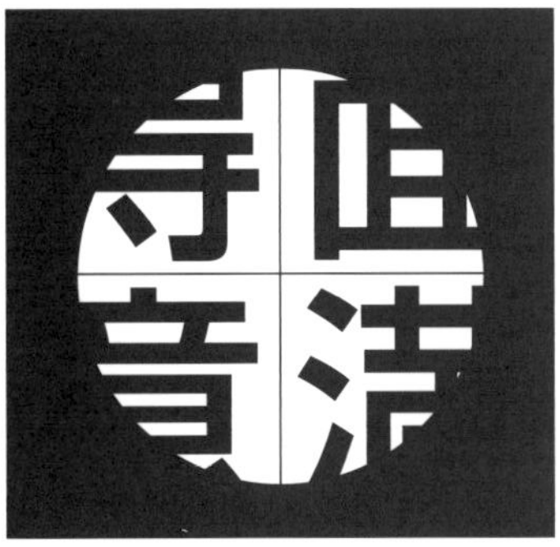

答え

⑪

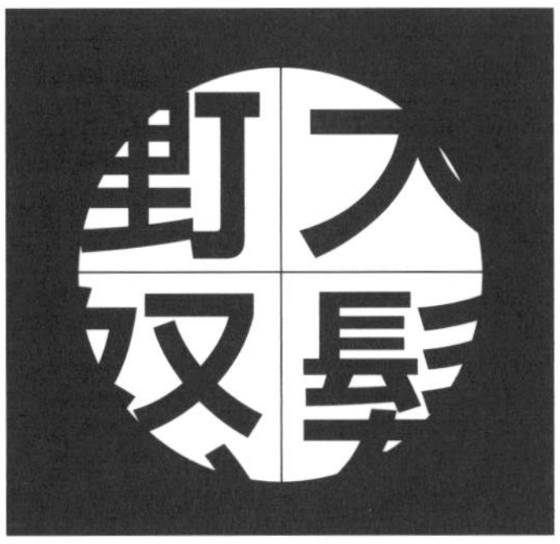

答え

⑫

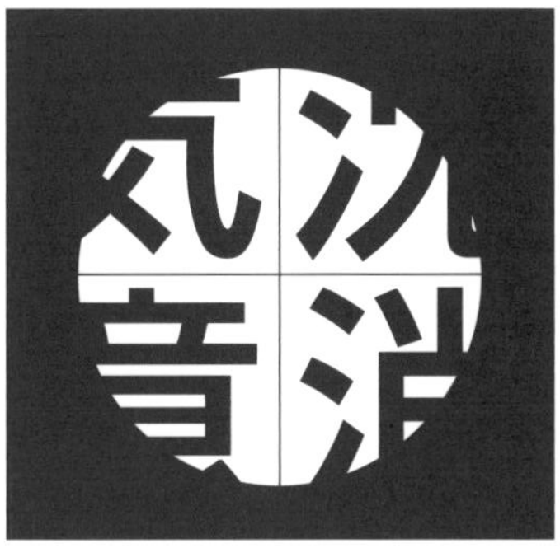

答え

⑬

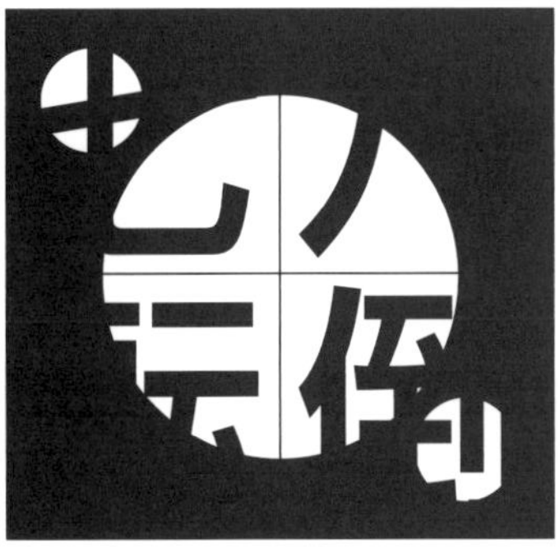

答え

⑭

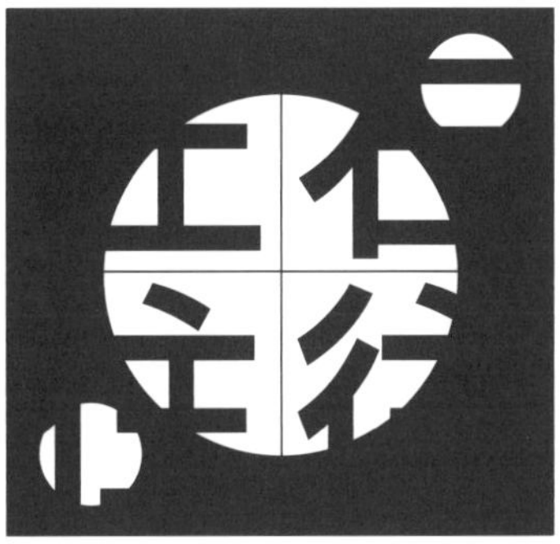

答え

⑮

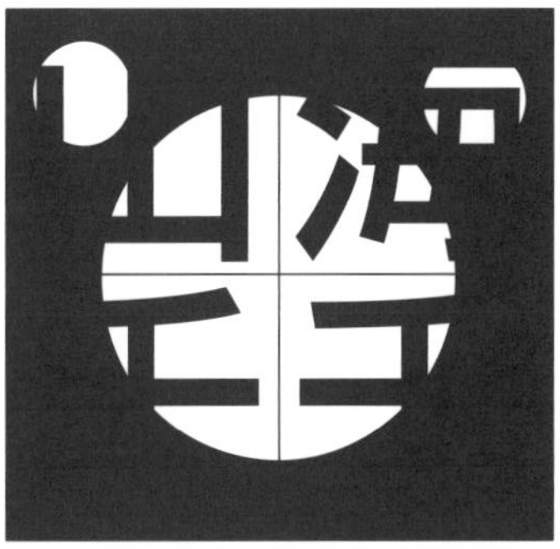

答え

⑯

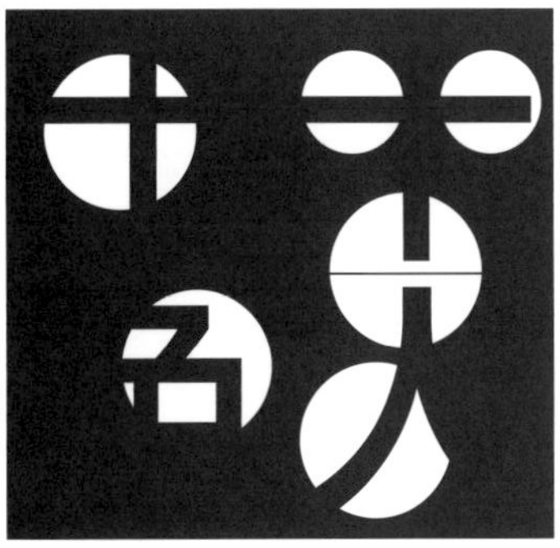

答え

⑰

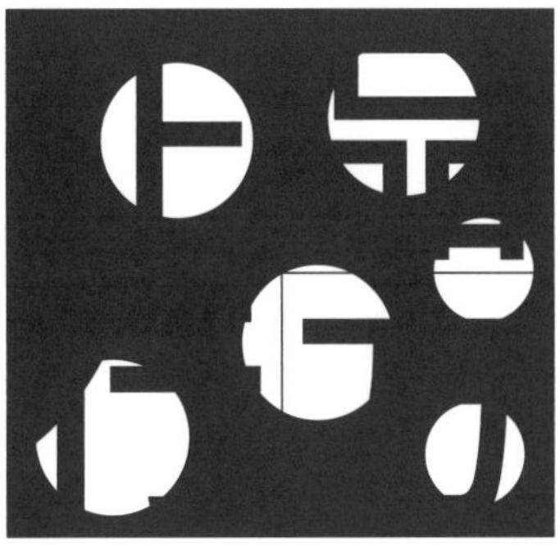

答え

⑱

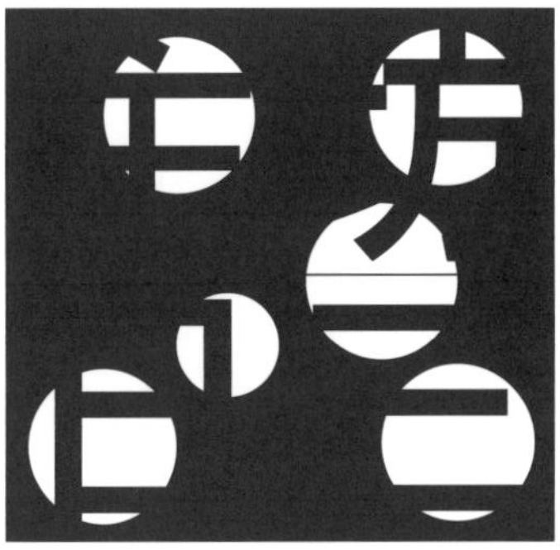

答え

解答　⑩得意満面、⑪怒髪衝天、⑫意気消沈、⑬七転八倒、⑭右往左往、⑮海千山千、⑯十人十色、⑰品行方正、⑱三日坊主

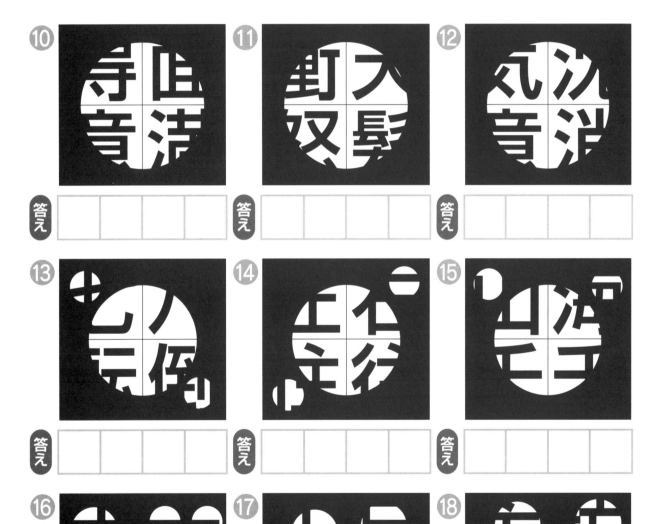

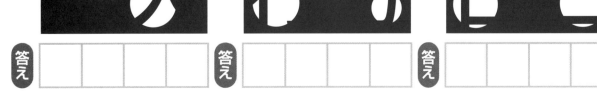

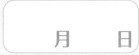

9 日目 熟語ルーレット

実践日

月　日

難易度 4 ★★★★☆

中央の漢字とその周囲のひらがなを組み合わせて言葉を作り、漢字で答えてください。漢字が使われる場所は各問で違いますが、ひらがなは時計回りに読みます。解答が小文字でも大文字で表記されています。

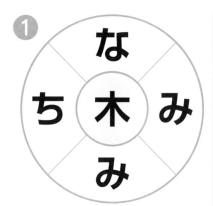

① 中央：木　周囲：な　み　み　ち

答え □□□

② 中央：術　周囲：せ　い　し　よ

答え □□□

③ 中央：七　周囲：ほ　く　と　せ　い

答え □□□□

④ 中央：主　周囲：た　ま　ぼ　う　あ

答え □□□

⑤ 中央：道　周囲：げ　い　に　ん　だ　い

答え □□□□

⑥ 中央：雨　周囲：て　ん　け　つ　こ　う

答え □□□□

⑦ 中央：下　周囲：い　じ　よ　う　か　ん　け

答え □□□□

⑧ 中央：公　周囲：う　き　ん　き　よ　う　り　よ

答え □□□□

⑨ 中央：化　周囲：う　し　や　か　い　じ　よ　う　ほ

答え □□□□□

解答 ①並木道、②処世術、③北斗七星、④坊主頭、⑤大道芸人、⑥雨天決行、⑦上下関係、⑧公共料金、⑨情報化社会

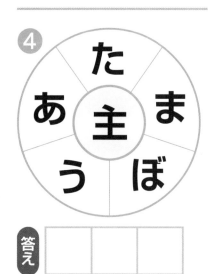

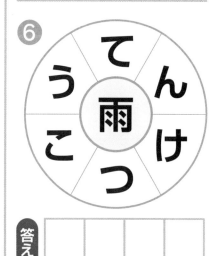

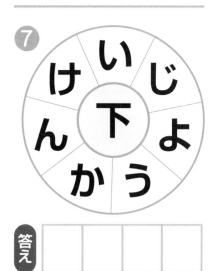

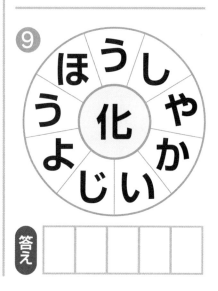

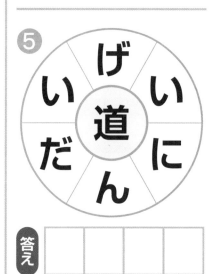

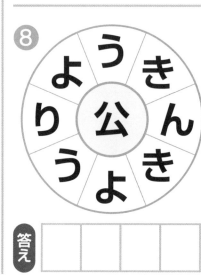

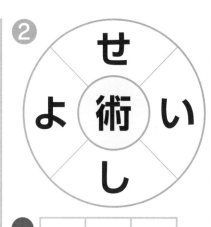

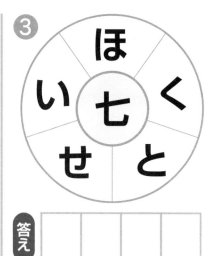

脳活ポイント

空間認識力がアップ！

漢字とひらがなを組み合わせて言葉を作るさいに、思考力と発想力が養われます。また、言葉ができるように区切りを考えていく必要があるので、空間認識力のアップにも役立ちます。

目標時間

50代まで	60代	70代以上
25分	30分	35分

正答数 ／18問　かかった時間 分

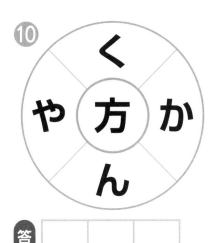

⑩ 方　く　か　ん　や

答え

⑪ 書　よ　う　か　き

答え

⑫ 千　ゆ　う　ら　く　し

答え

⑬ 式　が　く　に　ゆ　う

答え

⑭ 語　ん　ど　う　だ　ん　ご

答え

⑮ 志　か　ん　て　つ　し　よ

答え

⑯ 観　ゆ　ぎ　よ　う　さ　ん　じ

答え

⑰ 極　ゆ　う　ち　ゆ　う　い　つ　し

答え

⑱ 運　た　い　め　い　き　よ　う　ど　う

答え

解答　⑩漢方薬、⑪教科書、⑫千秋楽、⑬入学式、⑭言語道断、⑮初志貫徹、⑯授業参観、⑰一極集中、⑱運命共同体

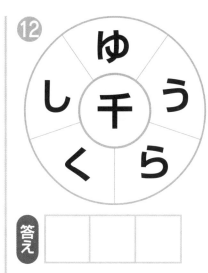

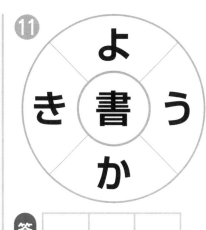

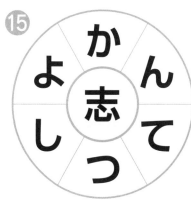

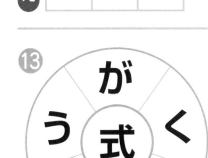

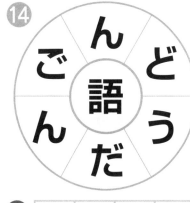

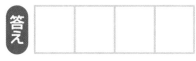

10日目 片づけ四字熟語

実践日

月　日

難易度③★★★☆☆

解答欄の外側にある16個の漢字を、それぞれの矢印の進行方向にある４つのマスのいずれかに入れて、①～④の４つの四字熟語を作ってください。４つの四字熟語がすべて埋まったら正解です。

1

上：唯　鏡　直　体

左：①同　②転　③我　④水

右：①一　②下　③独　④明

下：急　心　止　尊

2

上：呉　給　馬　和

左：①自　②舟　③食　④日

右：①自　②越　③飲　④小

下：牛　春　同　足

3

上：大　部　無　正

左：①恥　②一　③義　④方

右：①顔　②終　③名　④品

下：厚　行　始　分

4

上：変　意　不　退

左：①在　②周　③一　④出

右：①幻　②用　③一　④外

下：門　進　自　到

5

上：時　日　十　援

左：①人　②代　③千　④無

右：①色　②誤　③一　④孤

下：十　立　錯　秋

6

上：縦　肉　明　体

左：①快　②強　③一　④尽

右：①純　②弱　③表　④横

下：単　裏　無　食

解答

❶ ①一心同体、②急転直下、③唯我独尊、④明鏡止水、❷ ①自給自足、②呉越同舟、③牛飲馬食、④小春日和、
❸ ①厚顔無恥、②一部始終、③大義名分、④品行方正、❹ ①変幻自在、②用意周到、③一進一退、④門外不出、
❺ ①十人十色、②時代錯誤、③一日千秋、④孤立無援、❻ ①単純明快、②弱肉強食、③表裏一体、④縦横無尽

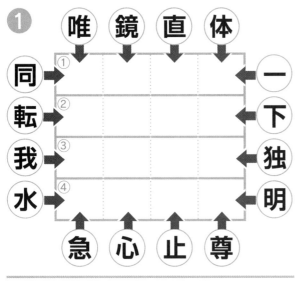

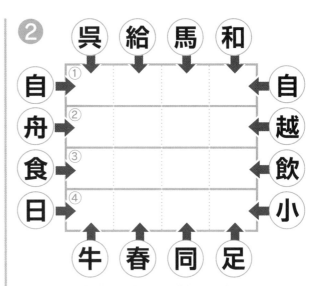

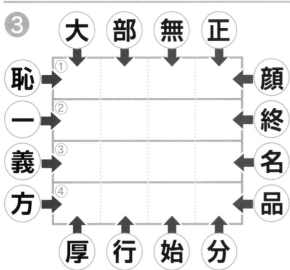

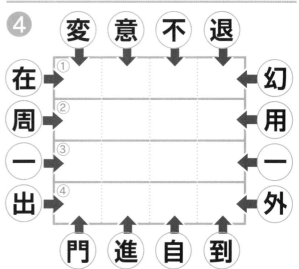

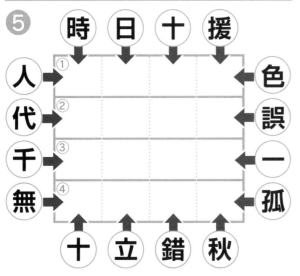

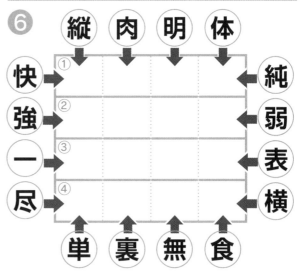

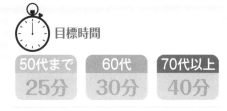

脳活ポイント

思考力と判断力を鍛錬する

まず、どんな四字熟語になるか見当をつけるのに、想起力が働きます。次に、どのように文字を組めばマスがきれいに埋まるかを考える、思考力と判断力が継続して使われます。12問解くのに集中力も必要。

目標時間

50代まで	60代	70代以上
25分	30分	40分

正答数 ／12問　かかった時間 分

7

上：本 発 実 月
左：①中 ②不 ③倒 ④風
右：①百 ②言 ③末 ④花
下：百 鳥 転 行

8

上：言 差 自 日
左：①千 ②白 ③由 ④語
右：①別 ②青 ③在 ④道
下：自 天 万 断

9

上：心 小 独 聞
左：①立 ②未 ③針 ④一
右：①歩 ②前 ③大 ④機
下：独 代 棒 転

10

上：絶 刀 石 誤
左：①火 ②直 ③体 ④行
右：①電 ②単 ③命 ④錯
下：試 光 絶 入

11

上：二 若 末 疑
左：①老 ②信 ③束 ④節
右：①男 ②半 ③文 ④枝
下：半 葉 三 女

12

上：空 胆 両 異
左：①地 ②刀 ③不 ④後
右：①天 ②断 ③大 ④前
下：一 変 絶 敵

解答
⑦ ①百発百中、②不言実行、③本末転倒、④花鳥風月、⑧ ①千差万別、②青天白日、③自由自在、④言語道断、
⑨ ①独立独歩、②前代未聞、③針小棒大、④心機一転、⑩ ①電光石火、②単刀直入、③絶体絶命、④試行錯誤、
⑪ ①老若男女、②半信半疑、③二束三文、④枝葉末節、⑫ ①天変地異、②一刀両断、③大胆不敵、④空前絶後

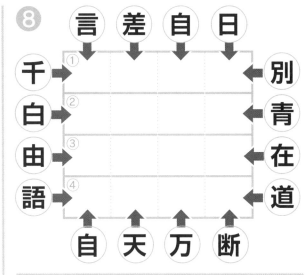

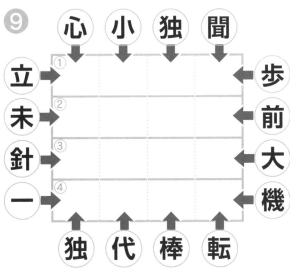

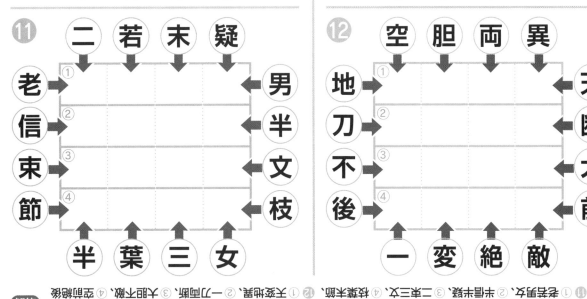

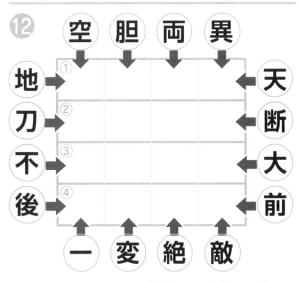

11日目 二字熟語足し算

実践日

月　日

難易度④★★★★☆

問題の各マスには、ある二字熟語を構成する漢字がバラバラに分割されて書かれています。それらを足し算のように頭の中で組み合わせ、でき上がる二字熟語を解答欄に書いてください。

①
彳 + 力 + 亍 + 重 = □□

②
也 + 王 + 土 + 求 = □□

③
青 + 日 + 人 + 二 = □□

④
斗 + 金 + 人 + 米 = □□

⑤
力 + 咸 + 氵 + 口 = □□

⑥
貝 + 月 + 臣 + 日 + 又 = □□

⑦
卄 + 少 + 攵 + 月 + 止 = □□

⑧
大 + 重 + 頁 + 禾 + 米 = □□

⑨
七 + 土 + 广 + 思 + 哀 + 辶 = □□

解答 ①行動、②地球、③晴天、④料金、⑤加減、⑥賢明、⑦散歩、⑧種類、⑨遠慮

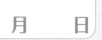

脳活ポイント

注意力が冴えわたる

バラバラになった漢字の偏やつくりからもとの字を推理して熟語にするには、集中力に加えて細かな注意力が必要になります。くり返して問題を解けば、うっかりミスが少なくなっていくでしょう。

目標時間

50代まで	60代	70代以上
15分	20分	25分

正答数 ／18問　かかった時間 分

⑩
氵 ＋ ノ ＋ 舌 ＋ 主 ＝ □□

⑪
メ ＋ 雨 ＋ 气 ＋ 电 ＝ □□

⑫
冖 ＋ 具 ＋ 十 ＋ 与 ＝ □□

⑬
矢 ＋ 币 ＋ 𠂤 ＋ 匚 ＝ □□

⑭
豆 ＋ 癶 ＋ 昜 ＋ 土 ＝ □□

⑮
心 ＋ 日 ＋ 儿 ＋ 立 ＋ 目 ＝ □□

⑯
斤 ＋ 立 ＋ 羊 ＋ 魚 ＋ 木 ＝ □□

⑰
石 ＋ 聿 ＋ 广 ＋ 少 ＋ 米 ＝ □□

⑱
異 ＋ 刀 ＋ 角 ＋ 廿 ＋ 牛 ＋ 隹 ＝ □□

解答 ⑩生活、⑪電気、⑫写真、⑬医師、⑭登場、⑮意見、⑯新鮮、⑰砂糖、⑱難解

12日目

二字熟語クロス

実践日

月　　日

難易度④★★★★☆

下のリストから、上下左右にある漢字と組み合わせて二字熟語を４つ作れる漢字を選び、中央のマスに記入します。ページごとに16問すべて解いたら、リストに残った４字の漢字から四字熟語を作ってください。

①

	光	
背	□	色
	品	

②

	妥	
終	□	論
	果	

③

	永	
疎	□	方
	足	

④

	友	
発	□	者
	人	

⑤

	太	
夕	□	気
	性	

⑥

	集	
没	□	語
	差	

⑦

	自	
配	□	食
	仕	

⑧

	現	
印	□	牙
	徴	

⑨

	万	
賭	□	士
	識	

⑩

	軍	
楽	□	列
	員	

⑪

	事	
不	□	化
	身	

⑫

	究	
至	□	地
	限	

⑬

	従	
帰	□	序
	位	

⑭

	歓	
悲	□	怒
	寿	

⑮

	燃	
延	□	酎
	土	

⑯

	自	
才	□	悟
	醒	

①～⑯のリスト

遠	陽	異	落	覚	喜	給
極	景	結	口	変	順	焼
音	象	隊	達	博	同	

⑰ 四字熟語の答え

答え

解答 ①景、②結、③遠、④達、⑤陽、⑥落、⑦給、⑧象、⑨博、⑩隊、⑪変、⑫極、⑬順、⑭喜、⑮焼、⑯覚、⑰<四字熟語の答え>異口同音

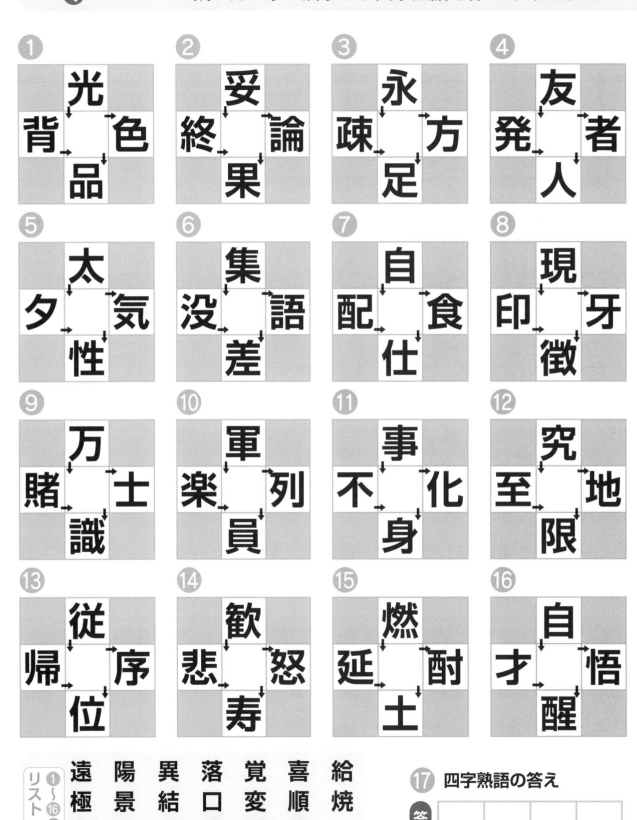

脳活ポイント

思考力と想起力を磨く！

４つの二字熟語に共通する漢字を探すのに必要な思考力や想像力・洞察力や、漢字を思い出す想起力が養われると考えられます。また、漢字力や語彙力を向上させる効果も期待できるでしょう。

目標時間

50代まで	60代	70代以上
25分	35分	45分

正答数 ／34問　かかった時間 分

⑱

	根	
断		句
	好	

⑲

	看	
通		去
	剰	

⑳

	拡	
補		実
	電	

㉑

	伝	
正		一
	計	

㉒

	皆	
虚		双
	効	

㉓

	実	
保		言
	拠	

㉔

	肥	
円		足
	開	

㉕

	点	
送		討
	事	

㉖

	古	
台		水
	呂	

㉗

	金	
従		名
	性	

㉘

	質	
技		子
	産	

㉙

	年	
祝		正
	寿	

㉚

	印	
免		収
	金	

㉛

	開	
生		火
	札	

㉜

	自	
公		業
	利	

㉝

	四	
年		語
	節	

⑱～㉝のリスト

季　絶　気　充　無　満　統
投　量　営　過　賀　検　意
花　証　税　合　風　属

㉞ 四字熟語の答え

答え

解答
⑱絶、⑲過、⑳充、㉑統、㉒無、㉓証、㉔満、㉕検、㉖風、㉗属、㉘量、㉙賀、㉚税、㉛花、㉜営、㉝季、㉞＜四字熟語の答え＞意気投合

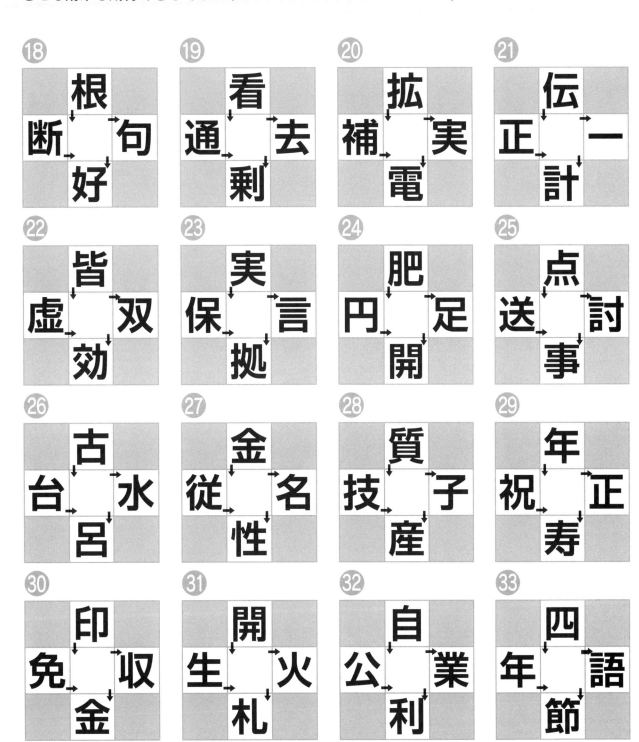

13日目 漢字連想クイズ

実践日

月　日

難易度③★★★☆☆

①～⑳にあるカタカナは、ある言葉から１文字抜いて○に置き換えてバラバラに並べたものです。足りない１文字を補ったうえで、正しく並べて漢字でカッコ内に書いてください。下の言葉は答えのヒントです。

① ケ○ボカ

（　　　　）

収入　帳簿
レシート　支出

② イワ○カイ

（　　　　）

留学　英語
リスニング　外国人

③ ケバ○カコ

（　　　　）

ダジャレ　言葉遊び
同音異義　修辞技法

④ サク○ンキラ

（　　　　）

住所　メールアドレス
電話番号　名刺

⑤ シウウ○キトュ

（　　　　）

ＯＬ　オフィス
ガスコンロ　お茶くみ

⑥ シンケ○ツュキ

（　　　　）

ラボ　大学
教授　助手

⑦ ウコン○ギンホ

（　　　　）

中央銀行　高橋是清
発券　金融緩和政策

⑧ キウンュ○ネジムウ

（　　　　）

コンビニ　365日
定休日　交通機関

⑨ コョジン○ネツレ

（　　　　）

年齢　勤続年数
賃金　役職

⑩ ゲクシン○ウカノン

（　　　　）

飲料　100%
果汁　凍結

解答 ①家計簿、②英会話、③掛詞、④連絡先、⑤給湯室、⑥研究室、⑦日本銀行、⑧年中無休、⑨年功序列、⑩濃縮還元

脳活ポイント

情報処理能力と洞察力が根づく

カタカナを全体的に眺めたときに、答えが浮かび上がってくるようなら、情報処理能力と洞察力がかなり鍛えられています。わからなければ、想起力を刺激する厳選された言葉のヒントを活用してください。

目標時間

50代まで	60代	70代以上
15分	25分	30分

正答数 ／20問　かかった時間 分

⑪ ルョチ○ソイウ

（　　　　）

ダチョウ　飛べない
鳥　エミュー

⑫ ンブン○ソカ

（　　　　）

読書　修学旅行
宿題　レビュー

⑬ リン○コカ

（　　　　）

カッコウ　不人気
客入り　鳴く

⑭ ウシイン○ヘヘコイ

（　　　　）

四角形　長方形
菱形　底辺×高さ

⑮ シニ○バン

（　　　　）

中央区　東海道
隅田川　中山道

⑯ ツンヤ○クウ

（　　　　）

モルヒネ　アスピリン
痛み止め　頭痛

⑰ クモハ○カチオ

（　　　　）

当事者　第三者
状況把握　囲碁

⑱ バモホハ○ンンウ

（　　　　）

化粧品　行商
セールスマン　玄関先

⑲ セテウ○ッユシ

（　　　　）

バラ線　立ち入り禁止
棘　鬼針

⑳ キタリン○ンウイエ

（　　　　）

レンタル　ビデオ屋
返却　地方税

解答　⑪走鳥類、⑫感想文、⑬閑古鳥、⑭平行四辺形、⑮日本橋、⑯鎮痛薬、⑰岡目八目、⑱訪問販売、⑲有刺鉄線、⑳延滞料金

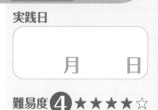

14日目 熟語駅伝

実践日

月　日

難易度④★★★★☆

2～4文字の熟語が成立するよう、問題に提示された漢字をすべて、右のマスに当てはめてください。矢印でつながる上下のマスには同じ漢字が入ります。各問、すでに漢字が入っているマスもあります。

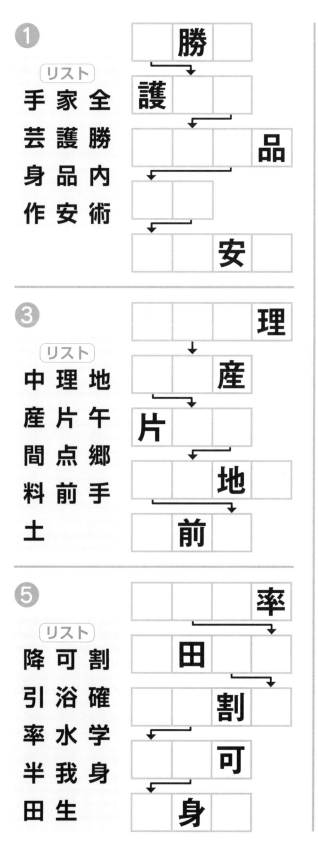

①

リスト

手 家 全
芸 護 勝
身 品 内
作 安 術

□勝□
護□□
□□□品
□□
□□安□

②

リスト

厚 十 重
人 生 大
二 福 支
感 利 格

大□
□利□□
□□感
□□人□
十□□

③

リスト

中 理 地
産 片 午
間 点 郷
料 前 手
土

□□□理
□□産
片□□
□□地□
□前□

④

リスト

修 当 国
性 出 者
事 行 将
武 来 戦
上

当□□
□□□行
戦□□□
□□性
□出□

⑤

リスト

降 可 割
引 浴 確
率 水 学
半 我 身
田 生

□□□率
□田□□
□□割□
□□可
□身□

⑥

リスト

日 用 既
機 不 天
無 精 皆
白 食 器
密 地 青

□密□□
不□□
□□無□
□□白□
□□□食

解答 ①身勝手→護身術→芸術作品→作家→家内安全、②大福→福利厚生→重厚感→二重人格→十二支、③郷土料理→手土産→片手間→中間地点→午前中、④当事者→武者修行→戦国武将→将来性→上出来、⑤降水確率→我田引水→学生割引→生半可→半身浴、⑥精密機器→不器用→天地無用→青天白日→皆既日食

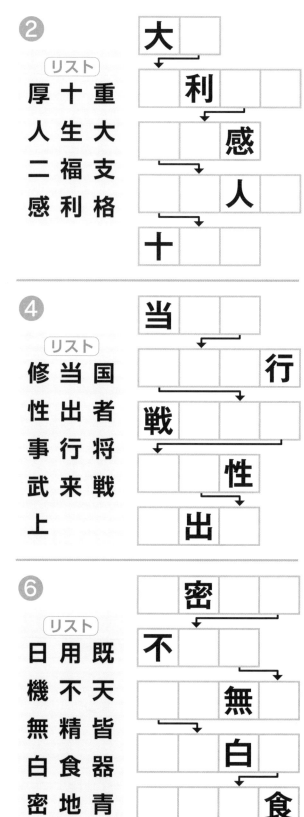

脳活ポイント

脳の司令塔を刺激！

ヒントの漢字をもとに2～4文字の熟語を作り出すため、想起力と言語力が鍛えられるとともに脳の司令塔「前頭前野」が刺激され、認知力や思考力が磨かれます。

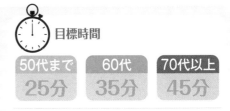

目標時間

50代まで	60代	70代以上
25分	35分	45分

正答数　／12問　かかった時間　分

⑦

□進□
↓
銀□□
↓
□□集□
↓
早□□
↓
得□□

リスト
点 全 銀
進 王 合
員 早 行
得 曲 集

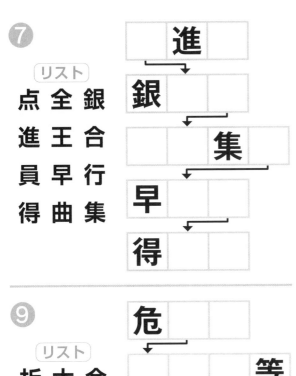

⑧

□□館
↓
身□□□
↓
□□外
↓
感□□
↓
□□学

リスト
館 学 外
純 体 文
測 感 定
想 身 育

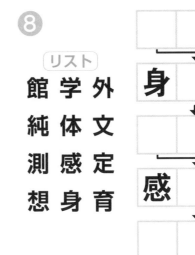

⑨

危□□
↓
□□□等
↓
□□台
↓
太□□
↓
□□折□

リスト
折 太 会
均 危 衷
和 台 感
機 洋 等
平

⑩

□定□□
↓
参□□
↓
□□記
↓
似□□
↓
□□蒼□

リスト
面 固 記
似 日 念
蒼 定 顔
参 絵 観
白

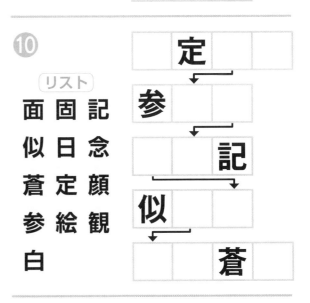

⑪

喫□□
↓
□□街
↓
定□□□
↓
□□□正
↓
□言□□

リスト
言 商 喫
定 実 品
街 正 店
方 茶 行
有 番

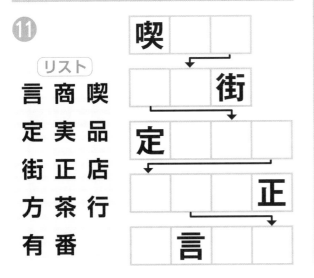

⑫

油□□□
↓
□語□□
↓
□□両□
↓
□勇□
↓
□子□□

リスト
断 道 勇
両 一 大
伝 油 武
言 文 子
相 敵 語

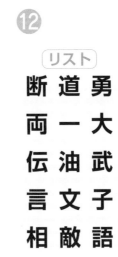

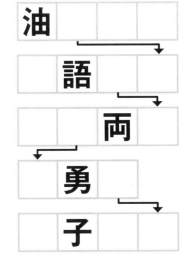

解答　⑦行進曲→銀行員→全員集合→早合点→得点王、⑧体育館→身体測定→想定外→感想文→純文学、⑨危機感→機会均等→平均台→太平洋→和洋折衷、⑩固定観念→参観日→絵日記→似顔絵→顔面蒼白、⑪喫茶店→商店街→定番商品→品行方正→有言実行、⑫油断大敵→言語道断→文武両道→武勇伝→一子相伝

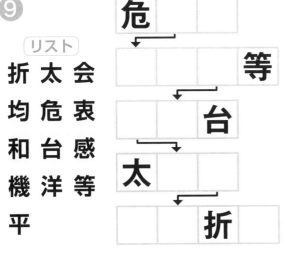

15日目 漢字ジグザグクロス

実践日

月　日

難易度5★★★★★

リストの熟語を使って空白のマスを埋め、A～Hのマスの漢字で四字熟語を作ってください。各熟語の1文字めは数字のマスに、2文字め以降は1つ前の文字と上下左右に隣接するマスに入ります。

●例題 ※解答は85ページをご覧ください

1国		2荘	
4滅			
5日			3民

リスト

1　国立公園
2　荘園領主
3　民主主義
4　滅私奉公
5　日本国民

①「国立公園」に着目すると、「立」「公」は、このマスにしか入らないことがわかります。

②「滅私奉公」の「私奉」、「日本国民」の「本国」もすぐ決まります。

③「荘園領主」の「園」は、「国立公園」と共通なので、ここに決まります。

④「領」は「園」の右と下の2通りが考えられますが、右に入れると「民主主義」が入らなくなるので、下に決まります。

このようにして、すべてのマスを埋めていきます。

●考え方

①

1国	立	2荘	
4滅	公		
5日			3民

→ ②

1国	立	2荘	
4滅	公		
私	奉		
5日	本	国	3民

→ ③

1国	立	2荘	
4滅	公	園	
私	奉		
5日	本	国	3民

→ ④

1国	立	2荘	
4滅	公	園	
私	奉	領	
5日	本	国	3民

1

答え

A	B	C	D

1年			2名			3回		
4長		C		5日		6総		
7年	8天			9好		10消		
B		11国			12個		13器	
14生		15立			16製		17移	
		18初	19出			D		
	20整			21良		22客		
23冬	24虫				25体			
	A	26炎				27談		

リスト

1　年中無休
2　名誉挽回
3　回転寿司
4　長期休暇
5　日本髪
6　総合司会
7　年季奉公
8　天真爛漫
9　好男子
10　消火器
11　国立公園
12　個人授業
13　器物損壊
14　生産調整
15　立太子
16　製造業
17　移動販売
18　初出勤
19　出不精
20　整備不良
21　良導体
22　客員教授
23　冬虫夏草
24　虫垂炎
25　体験談
26　炎上商法
27　談話室

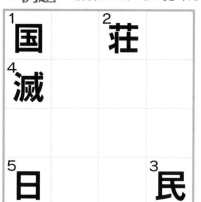

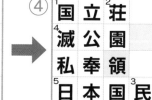

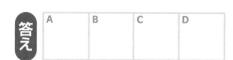

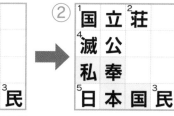

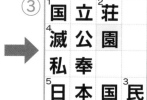

脳活ポイント

語彙力と直感力を圧倒的に強化!

数十個の三字熟語・四字熟語が用いられているので、語彙力の鍛錬に役立つとともに、直感力・判断力・思考力が圧倒的に強化されます。初めてだと難しく感じますが、解き方がわかるととても面白いパズルです。

目標時間

50代まで	60代	70代以上
30分	40分	50分

正答数	かかった時間
/2問	分

②

答え	A	B	C	D	E	F	G	H

1 新	E	2 中		3 報				4 地			5 有		6 休		
7 瞬		8 受			9 沈	B	10 真				11 身			12 自	
	13 風				14 考		15 一			16 上		H	17 衆		
18 快				19 隔		20 選	21 手		22 満		23 象		24 人		D
25 通						26 授	A		27 記					28 視	
29 形		30 印		31 免						32 致				33 害	
34 容					G	35 百			36 擦			37 羽			
		38 動		39 同	40 宗			41 首	C	42 起		43 団		44 正	
45 端		F			46 生	47 立	48 外			49 結					
50 末						51 方					52 炎	53 模	54 技		
55 機					56 生										

リスト

1 新天地
2 中間報告
3 報道機関
4 地熱発電
5 有給休暇
6 休眠会社
7 瞬間風速
8 受胎告知
9 沈思黙考
10 真空放電
11 身体測定
12 自由恋愛
13 風光明媚
14 考古学
15 一筆啓上
16 上半身
17 衆人環視
18 快速列車
19 隔靴掻痒
20 選手宣誓
21 手相見
22 満場一致
23 象形文字
24 人権侵害
25 通行手形
26 授業参観
27 記者会見
28 視聴者
29 形容動詞
30 印鑑証明
31 免許証
32 致命傷
33 害虫駆除
34 容姿端麗
35 百人一首
36 擦過傷
37 羽毛布団
38 動体視力
39 同一視
40 宗教法人
41 首相官邸
42 起承転結
43 団体競技
44 正当防衛
45 端末機
46 生体認証
47 立方体
48 外交官
49 結膜炎
50 末広扇
51 方位磁石
52 炎色反応
53 模範演技
54 技術開発
55 機械翻訳
56 生痕化石

※解答は85ページをご覧ください

16日目 つなぎ言葉クロス

実践日

月　日

難易度③★★★☆☆

各問、中央の解答欄の左側には答えの前につく言葉が、右側には後ろにつく言葉が２つずつ並んでいます。これらの言葉が前後につけられる言葉を、ヒントにしたがって解答欄に書いてください。

① ヒント 漢字２字

前	解答	後
月下		局
八方		薄命

② ヒント カタカナ４字

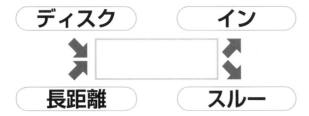

前	解答	後
ディスク		イン
長距離		スルー

③ ヒント カタカナ３字

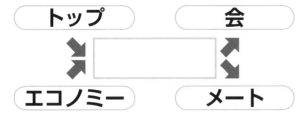

前	解答	後
トップ		会
エコノミー		メート

④ ヒント 漢字３字

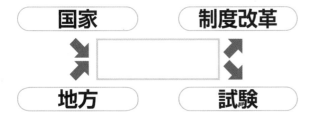

前	解答	後
国家		制度改革
地方		試験

⑤ ヒント ひらがな３字

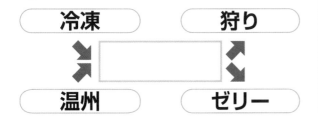

前	解答	後
冷凍		狩り
温州		ゼリー

⑥ ヒント カタカナ３字

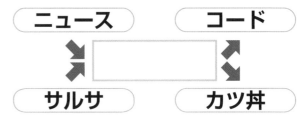

前	解答	後
ニュース		コード
サルサ		カツ丼

⑦ ヒント カタカナ３字

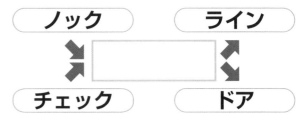

前	解答	後
ノック		ライン
チェック		ドア

⑧ ヒント 漢字１字

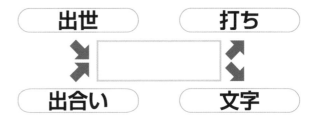

前	解答	後
出世		打ち
出合い		文字

⑨ ヒント 漢字２字

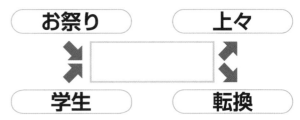

前	解答	後
お祭り		上々
学生		転換

⑩ ヒント カタカナ３字

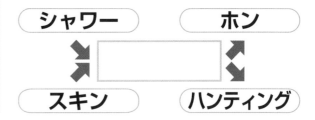

前	解答	後
シャワー		ホン
スキン		ハンティング

解答 ①美人、②ドライブ、③クラス、④公務員、⑤みかん、⑥ソース、⑦アウト、⑧頭、⑨気分、⑩ヘッド

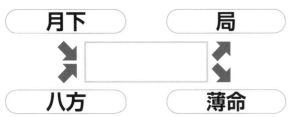

脳活ポイント

ひらめきが磨かれて思考も深まる

４つの言葉をヒントに、想起力を駆使してつなげられる言葉を探します。ヒントの単語を声に出してみると、パッとひらめく場合も。関連の深い言葉を考えていくうちに正解にたどり着くときもあります。

目標時間

50代まで	60代	70代以上
20分	25分	30分

正答数　／20問

かかった時間　分

⑪ ヒント 漢字１字

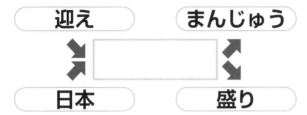

迎え　まんじゅう

日本　盛り

⑫ ヒント カタカナ４字

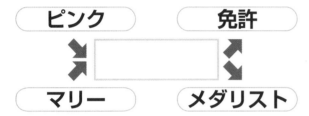

ピンク　免許

マリー　メダリスト

⑬ ヒント カタカナ３字

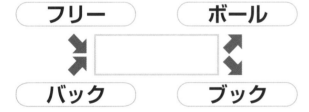

フリー　ボール

バック　ブック

⑭ ヒント 漢字２字

上院　バッジ

国会　会館

⑮ ヒント カタカナ４字

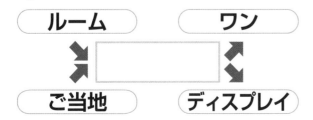

ルーム　ワン

ご当地　ディスプレイ

⑯ ヒント ひらがな４字

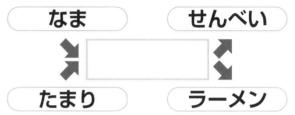

なま　せんべい

たまり　ラーメン

⑰ ヒント カタカナ３字

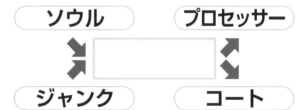

ソウル　プロセッサー

ジャンク　コート

⑱ ヒント カタカナ３字

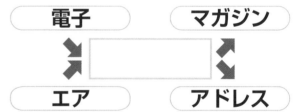

電子　マガジン

エア　アドレス

⑲ ヒント 漢字２字

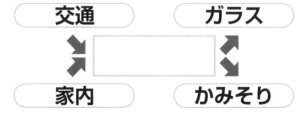

交通　ガラス

家内　かみそり

⑳ ヒント 漢字３字

軽　整備士

電気　保険

解答　⑪酒、⑫ゴールド、⑬ハンド、⑭議員、⑮ナンバー、⑯しょうゆ、⑰フード、⑱メール、⑲安全、⑳自動車

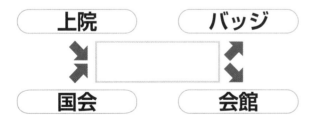

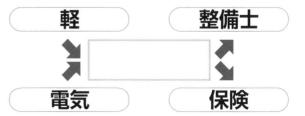

17日目 数字つなぎ三字熟語

実践日

月　日

難易度③★★★☆☆

1の★印から2の●印、3の●印というように各数字の印を順序よく線でつなぐと現れる3文字の漢字を使ってできる熟語を答えてください。最後の数字の印は☆です。最後まで線を引かなくても答えは導けます。

❶

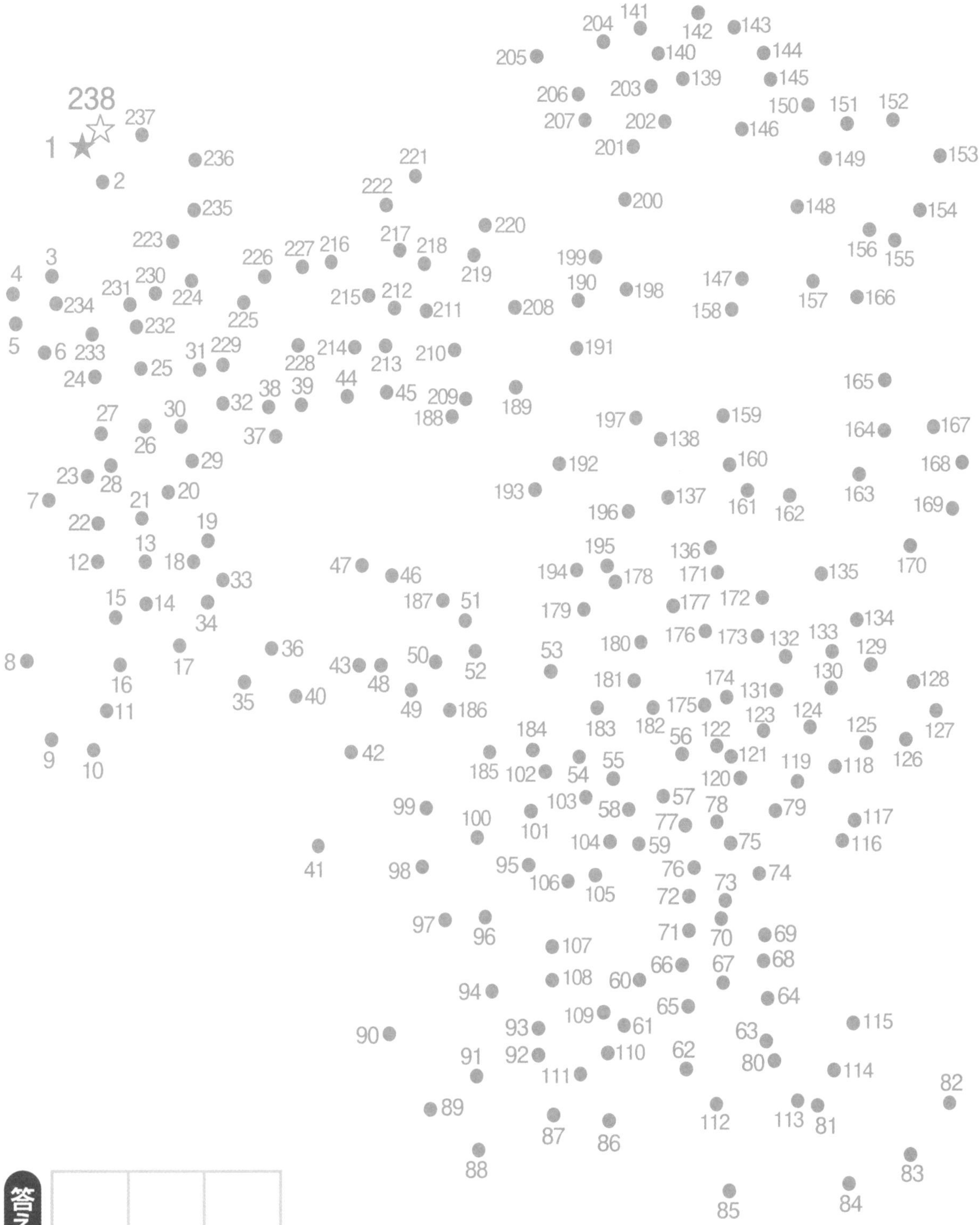

答え

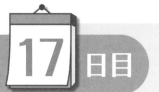

脳活ポイント

見る力を磨き脳が活性

浮かび上がった図形から漢字を読み取り、三字熟語が何かを答えることで、脳の「見る力」の訓練にもなります。また、点を1から順につなげるため、注意力や集中力も鍛えられます。

目標時間

50代まで	60代	70代以上
15分	30分	40分

正答数　　／2問

かかった時間　　分

❷

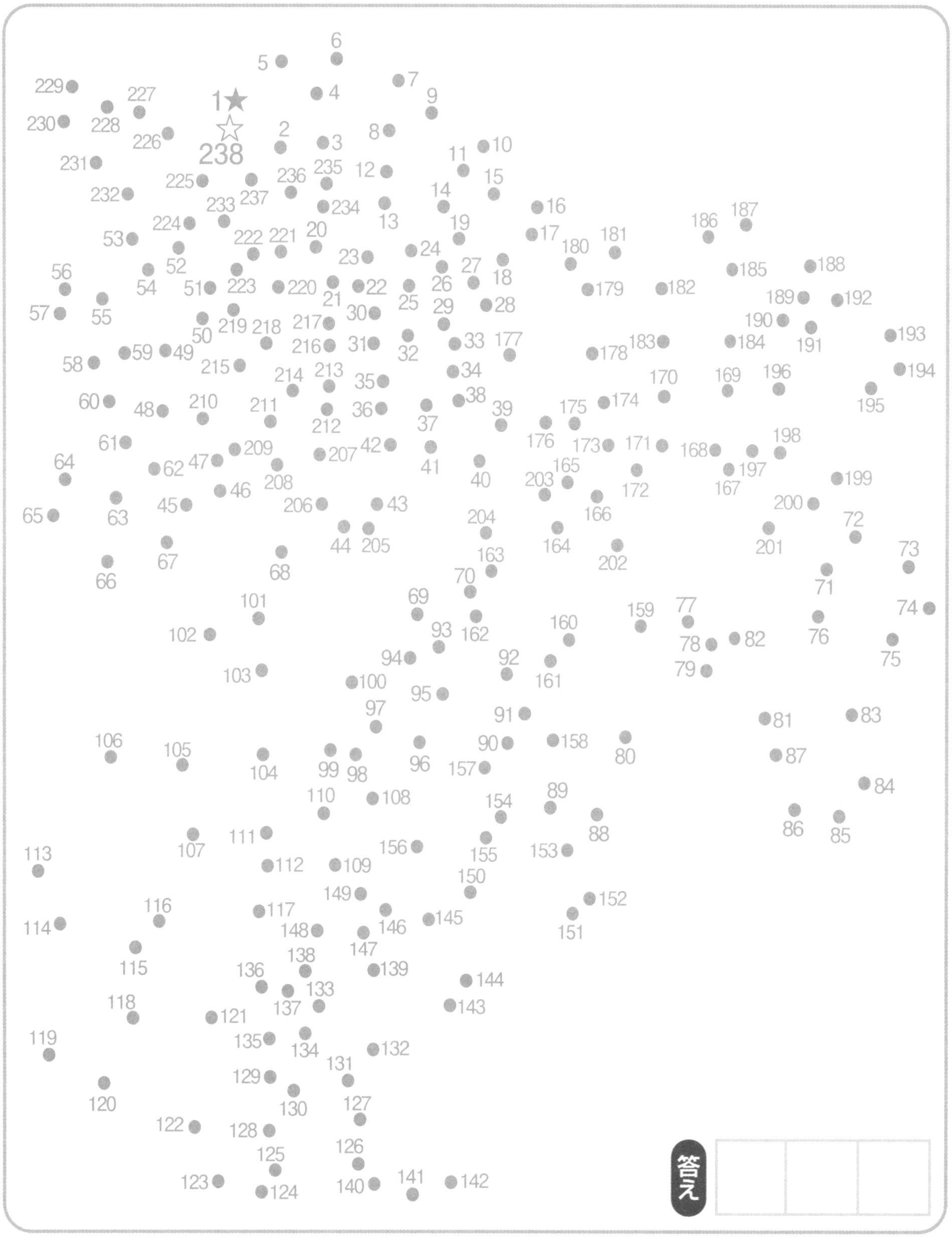

※解答は86ページをご覧ください

18日目 言葉かくれんぼ

実践日

月　日

難易度③★★★☆☆

大きさや向きの異なる２字～４字の言葉がたくさん書かれた図を見て、各問に答えてください。答えは、図の熟語から探して、指定された個数分を解答欄に書きましょう。それぞれのページごとに答えてください。

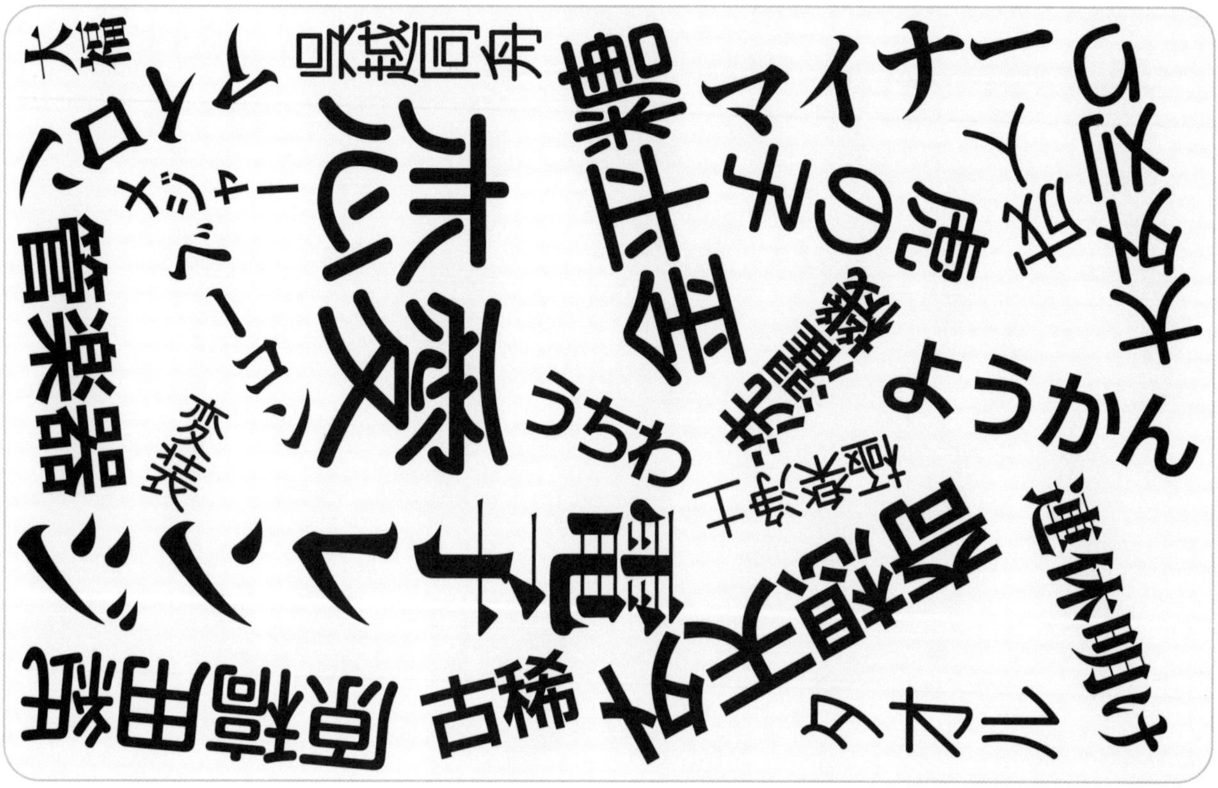

① 大切にしていることを示す言葉１つは何？

答え

② 仲の悪い人同士の一時的な協力を示す言葉１つは何？

答え

③ 読み方が「れん」で始まる言葉２つは何と何？

答え

④ 年齢に関係する言葉２つは何と何？

答え

⑤ 苦しみのない安楽な世界を示す言葉１つは何？

答え

⑥ 反対の意味を持つ言葉１組は何と何？

答え

⑦ 家電の名前３つは何と何と何？

答え

⑧ 和菓子の名前３つは何と何と何？

答え

解答 ①虎の子、②呉越同舟、③連休明け・恋愛、④古稀・成人、⑤極楽浄土、⑥メジャー・マイナー、⑦アイロン・電子レンジ・洗濯機、⑧大福・金平糖・ようかん

脳活ポイント

頭頂葉が鍛えられ認知力が向上!

図に書かれている熟語は大きさ・向き・書体がすべてバラバラなので、それぞれを識別するさいに、物の形を認識する頭頂葉が特に鍛えられます。認知力の向上に大いに役立ちます。

目標時間

50代まで	60代	70代以上
15分	20分	25分

正答数 ／16問　かかった時間 分

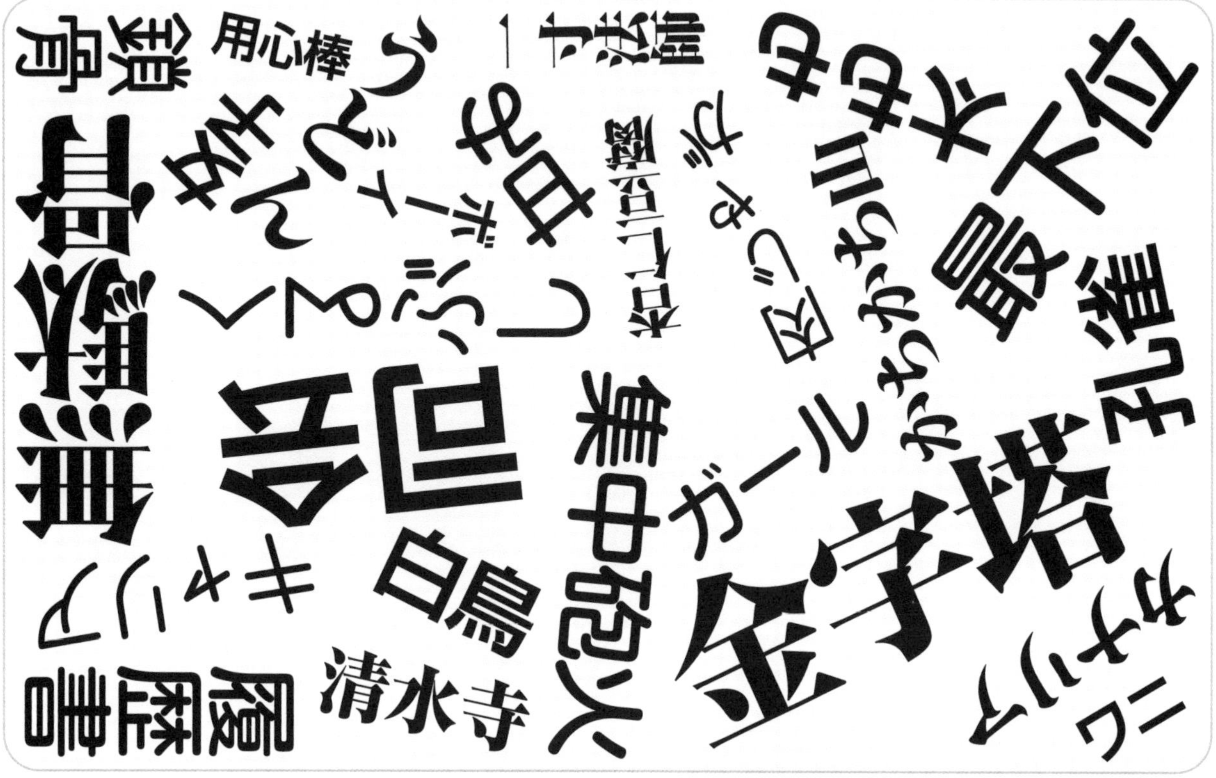

⑨ 体が小さな子供が主役の童話の名前１つは何？

答え

⑩ 同じ意味を持つ言葉１組は何と何？

答え

⑪ 後世に残る偉業を示す言葉１つは何？

答え

⑫ 和食の名前２つは何と何？

答え

⑬ 読み方が「かい」で終わる言葉２つは何と何？

答え

⑭ ボディガードを示す言葉１つは何？

答え

⑮ 体の部位を示す言葉３つは何と何と何？

答え

⑯ 鳥の種類の名前３つは何と何と何？

答え

解答 ⑨一寸法師、⑩女子・ガール、⑪金字塔、⑫うどん・肉じゃが、⑬最下位・司会、⑭用心棒、⑮くるぶし・鎖骨・太もも、⑯カナリア・孔雀・白鳥

19 日目 漢字熟語しりとり

実践日

月　　日

難易度 4 ★★★★☆

7つの漢字を使い、二字熟語をしりとりで作ります。できた二字熟語の右側の漢字が、次の二字熟語の左側の漢字になります。答えの最初と最後の漢字は1度しか使いません。うまくつながるように埋めてください。

❶ 動 工 為 実 作 事 感

工		▶		▶	
		▶		▶	

❺ 意 破 説 馬 得 力 竹

		▶		▶ 馬	
		▶		▶	

❷ 質 目 素 角 頭 路 行

目		▶		▶	
		▶		▶	

❻ 立 生 数 独 学 場 涯

		▶		▶ 場	
		▶		▶	

❸ 寝 吹 成 辱 息 就 雪

成		▶		▶	
		▶		▶	

❼ 報 解 断 会 道 決 理

		▶		▶ 道	
		▶		▶	

❹ 手 偉 話 人 大 術 相

偉		▶		▶	
		▶		▶	

❽ 呂 開 風 連 発 打 送

		▶		▶ 開	
		▶		▶	

解答
❶工事→事実→実感→感動→動作→作為、❷目頭→頭角→角質→質素→素行→行路、
❸成就→就寝→寝息→息吹→吹雪→雪辱、❹偉大→大人→人相→相手→手話→話術、
❺破竹→竹馬→馬力→力説→説得→得意、❻独立→立場→場数→数学→学生→生涯、
❼会報→報道→道理→理解→解決→決断、❽連打→打開→開発→発送→送風→風呂

脳活ポイント

言語中枢を一段と磨く!

熟語をしりとりのようにつなげて並べることで、言語中枢である側頭葉を活性化させる効果が期待できます。また、想起力と洞察力、情報処理力も大いに鍛えられます。

目標時間

50代まで	60代	70代以上
30分	45分	60分

正答数 ／16問　かかった時間 分

⑨ 目 復 四 節 次 季 回

四□ ▶ □□ ▶ □□ ▶ □□ ▶ □□ ▶ □□

⑩ 達 章 波 交 人 友 紋

交□ ▶ □□ ▶ □□ ▶ □□ ▶ □□ ▶ □□

⑪ 気 子 陽 団 太 球 丸

丸□ ▶ □□ ▶ □□ ▶ □□ ▶ □□ ▶ □□

⑫ 密 囲 師 秘 黙 漁 範

黙□ ▶ □□ ▶ □□ ▶ □□ ▶ □□ ▶ □□

⑬ 素 腰 接 物 直 着 痛

□□ ▶ □□ ▶ 接□ ▶ □□ ▶ □□ ▶ □□

⑭ 舌 解 駅 鼓 消 弁 毒

□□ ▶ □□ ▶ 解□ ▶ □□ ▶ □□ ▶ □□

⑮ 首 把 手 腹 脳 握 裏

□□ ▶ □□ ▶ 手□ ▶ □□ ▶ □□ ▶ □□

⑯ 守 衛 分 星 保 担 護

□□ ▶ □□ ▶ 保□ ▶ □□ ▶ □□ ▶ □□

解答

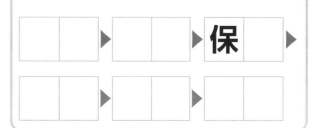

⑨四季→季節→節目→目次→次回→回復、⑩交友→友達→達人→人波→波紋→紋章、
⑪丸太→太陽→陽気→気球→球団→団子、⑫黙秘→秘密→密漁→漁師→師範→範囲、
⑬素直→直接→接着→着物→物腰→腰痛、⑭駅弁→弁解→解消→消毒→毒舌→舌鼓、
⑮把握→握手→手首→首脳→脳裏→裏腹、⑯分担→担保→保守→守護→護衛→衛星

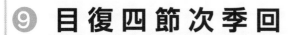

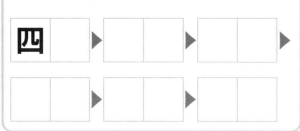

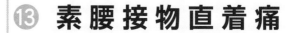

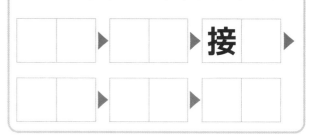

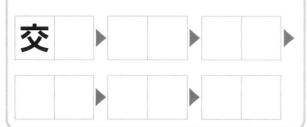

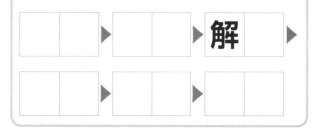

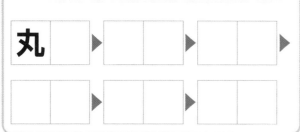

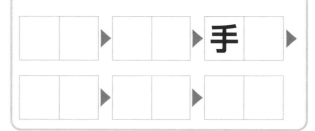

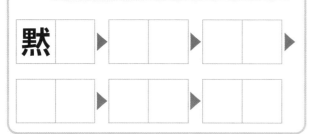

20日目 ひらめき校正ドリル

実践日

月　日

難易度5★★★★★

各問、漢字の間違い、熟語の間違い、表現の間違いなどが一部分あります。それを見つけ、正しい漢字や熟語、表現を解答欄に書いてください。間違っている部分が書けていれば正解です。

1. まずい！絶対絶命の危機だ　答え
2. ミスが続き、眉間にしわを見せた　答え
3. ピンチになってからの反撃が彼の新骨頂　答え
4. わき目も触れずに作業をしていた　答え
5. 舌の先が乾かぬうちにウソをつかれた　答え
6. 短答直入にいうと、その意見には反対だ　答え
7. 人事移動の通知が届き、がっかりした　答え
8. 目からうろこが取れるほどの情報を得た　答え
9. 後仕末をしてから自宅に戻った　答え
10. 先入感があったせいで真実が見えない　答え
11. 成功する喜びを味あわせてやろう　答え
12. 彼女が嫌がるのは非を見るより明らかだ　答え

解答 ❶対→体、❷見せた→寄せた、❸新→真、❹触れず→振らず、❺先→根、❻短答→単刀、❼移→異、❽取れる→落ちる、❾仕→始、❿感→観、⓫味あわせて→味わわせて、⓬非→火

脳活ポイント

直感力が瞬時に鍛えられる

一読すると間違っていないような文章が並んでいます。似たような漢字や表現に引っかからず、正しい文章が瞬時にひらめくようになると、直感力が磨かれてきます。続ければ、判断力も増します。

目標時間

50代まで	60代	70代以上
15分	20分	25分

正答数　　／24問

かかった時間　　分

⑬ 同窓会で焼けぼっくりに火がついた　答え

⑭ 厳しい練習で連体感が生まれた　答え

⑮ 灯台元暗し、ズボンのポケットにあった　答え

⑯ まずい！策士策におごれるだ　答え

⑰ 重大な間違いがあり、怒り心頭に達した　答え

⑱ スーツを着たら素敵。まさに孫にも衣装　答え

⑲ 彼は気真面目で融通が利かない　答え

⑳ 極めつけは9回裏のホームランだ　答え

㉑ 天地天命に誓って、私が犯人ではない　答え

㉒ 事件の真相がとうとう明るみになる　答え

㉓ 優秀な人材を確保しようと青田刈りを行う　答え

㉔ 風のうわさで、恩師が元気だと知った　答え

解答　⑬ぼっくり→ぼっくい、⑭体→帯、⑮元→下、⑯おごれる→おぼれる、⑰達した→発した、⑱孫→馬子、⑲気→生、⑳極めつけ→極めつき、㉑天命→神明、㉒なる→出る、㉓刈り→買い、㉔うわさ→便り

21日目 三字熟語穴うめ推理

実践日
月　日

難易度4★★★★☆

真ん中の１字が抜けた三字熟語が２つ提示されています。左右の漢字から推理して中央のマスをうめ、残り１マスにはリストから漢字を選び、縦に読める三字熟語を作りましょう。リストの漢字はすべて使います。

①
意□悪
　□
無□砲

②
　□
小□点
準□勝

③
犬□屋
　□
勝□口

④
金□封
　□
沖□県

⑤
人□劇
美□師
　□

⑥
　□
炎□下
土□勘

⑦
誕□日
　□
古□記

⑧
税□士
　□
無□蔵

⑨
花□雪
　□
道□者

⑩
朝□飯
　□
核□族

⑪
義□夫
水□線
　□

⑫
往□際
　□
低□圧

⑬
　□
今□分
設□図

⑭
大□車
白□合
　□

⑮
　□
中□品
千□足

⑯
　□
落□生
季□風

①～⑯のリスト

意	多	閑	屋	腕	浪	三	不
奏	新	洋	返	詞	筋	下	切

解答 ①地下鉄、②多数決、③小切手、④一筋縄、⑤形容詞、⑥新天地、⑦生返事、⑧理不尽、⑨吹奏楽、⑩御三家、⑪太平洋、⑫生意気、⑬腕時計、⑭八百屋、⑮閑古鳥、⑯浪花節

脳活ポイント

記憶力がフル回転して認知力も向上

三字熟語の真ん中の文字を考えるのに、記憶力がフル回転します。正解がわかったときには、その熟語について意味や形状を頭に描くので、認知力も同時に鍛えられます。

目標時間

50代まで	60代	70代以上
20分	25分	30分

正答数	かかった時間
／32問	分

⑰

初	□	験
	□	
家	□	簿

⑱

生	□	菜
異	□	元
	□	

⑲

商	□	街
	□	
夢	□	語

⑳

感	□	量
	□	
広	□	県

㉑

無	□	想
	□	
親	□	丼

㉒

	□	
日	□	酒
半	□	前

㉓

聖	□	隊
表	□	台
	□	

㉔

世	□	体
紅	□	点
	□	

㉕

値	□	金
手	□	先
	□	

㉖

私	□	地
	□	
青	□	井

㉗

除	□	車
変	□	球
	□	

㉘

	□	
湯	□	院
大	□	円

㉙

	□	
安	□	城
資	□	家

㉚

校	□	室
処	□	箋
	□	

㉛

招	□	状
早	□	点
	□	

㉜

試	□	石
十	□	架
	□	

⑰～㉜のリスト

塔　手　鶴　座　室　弟　頂　髪
馬　粧　張　人　屋　重　形　伎

解答 ⑰体重計、⑱野次馬、⑲店屋物、⑳無人島、㉑愛弟子、㉒張本人、㉓歌舞伎、㉔間一髪、㉕千羽鶴、㉖有頂天、㉗雪化粧、㉘座布団、㉙手土産、㉚長方形、㉛待合室、㉜金字塔

22日目 虫食い漢数字

実践日

月　日

難易度4★★★★☆

①～㉜の□に漢数字を入れ、熟語・名前・ことわざ・慣用句を完成させてください。このページに用いる漢数字とその個数は上に提示しています。すべてを使い切るように答えてください。

①～⑯で使う漢数字とその個数

一	4回	二	1回	三	4回	四	2回	五	1回
七	1回	八	1回	九	2回	千	4回	万	5回

① □官鳥

② □手観音

③ 北斗□星

④ □捨□入

⑤ □人□脚

⑥ □里眼

⑦ □華鏡

⑧ □粒□倍

⑨ □客□来

⑩ 平行□辺形

⑪ □宿□飯

⑫ □歳□唱

⑬ 桃栗□年柿□年

⑭ □死に□生を得る

⑮ 鶴は□年、亀は□年

⑯ 居候□杯目にはそっと出し

解答 ❶九、❷千、❸七、❹四五、❺二三、❻千、❼万、❽一万、❾千万、❿四、⓫一一、⓬万三、⓭三八、⓮九一、⓯千万、⓰三（各問出てくる順に記載）

脳活ポイント

集中力も注意力も大幅向上

よく目にする熟語やいい回しが問題です。言葉を集中して思い出しながら、一気に問題を解きましょう。最初はヒントに頼らずに、うっかりミスをしないよう注意を払いながら答えていきましょう。

目標時間

50代まで	60代	70代以上
15分	20分	25分

正答数　　／32問

かかった時間　　分

⑰〜㉜で使う漢数字とその個数

一	2回	二	4回	三	4回	四	3回	六	1回
七	1回	八	3回	九	1回	十	5回	百	2回

⑰ □方美人

⑱ □福神

⑲ □束□文

⑳ 青□才

㉑ 心機□転

㉒ □和田湖

㉓ □貨店

㉔ □□□節季

㉕ □苦□苦

㉖ □人官女

㉗ □寒□温

㉘ □中□□

㉙ かわいさ余って憎さ□倍

㉚ □を聞いて□を知る

㉛ □の句が継げぬ

㉜ □□□計逃げるに如かず

解答 ⑰八、⑱七、⑲二三、⑳二、㉑一、㉒十、㉓百、㉔二十四、㉕四八、㉖三、㉗三四、㉘十八九、㉙百、㉚一十、㉛二、㉜三十六(各問出てくる順に記載)

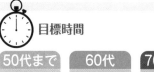

23日目 チラリ四字熟語

実践日

月　日

難易度③★★★☆☆

各問、漢字が４個バラバラに並んでいますが、漢字の一部分しか見えていません。それぞれの漢字を推測し、四字熟語になるよう並べ替えてください。各ページのリストにある36文字の漢字が使われています。

①〜⑨のリスト

風	馬	身	身	一	術	令	不	立	鳥	転	骨
死	食	暮	海	刀	砕	牛	花	朝	輪	人	両
不	月	世	飲	廻	断	粉	改	生	老	戦	出

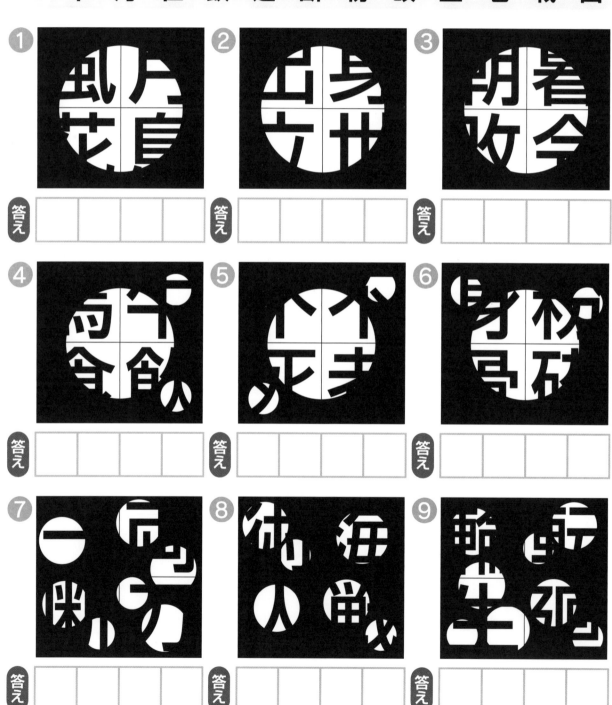

①
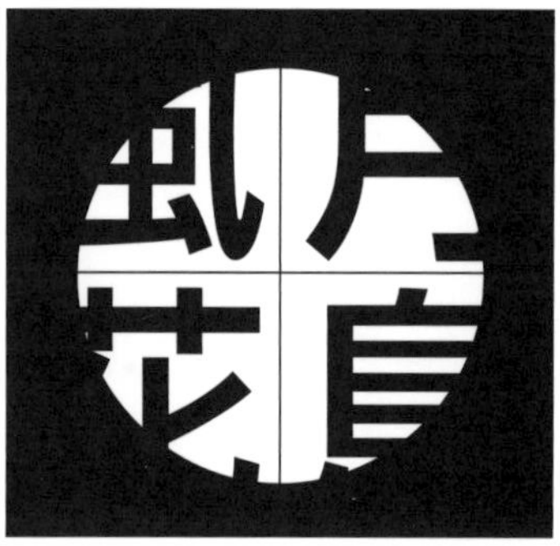
答え

②

答え

③

答え

④

答え

⑤

答え

⑥
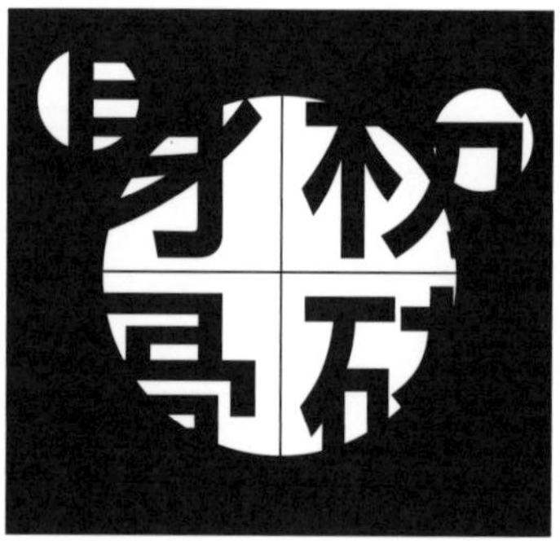
答え

⑦

答え

⑧

答え

⑨

答え

解答 ①花鳥風月、②立身出世、③朝令暮改、④牛飲馬食、⑤不老不死、⑥粉骨砕身、⑦一刀両断、⑧人海戦術、⑨輪廻転生

脳活ポイント

想起力やイメージ力を鍛錬

穴からチラリと見えている４つの漢字から全体を推測することで、脳のイメージ力や想起力が鍛えられます。また、注意力や推理力、直感力を養うこともできると考えられます。

目標時間

50代まで	60代	70代以上
20分	25分	30分

正答数	かかった時間
／18問	分

⑩～⑱のリスト

無	誉	林	不	低	二	読	別	賦	挽	孤	愛
晴	暗	出	択	肉	名	援	否	雲	一	酒	回
立	離	天	門	者	耕	苦	運	迷	外	池	雨

⑩

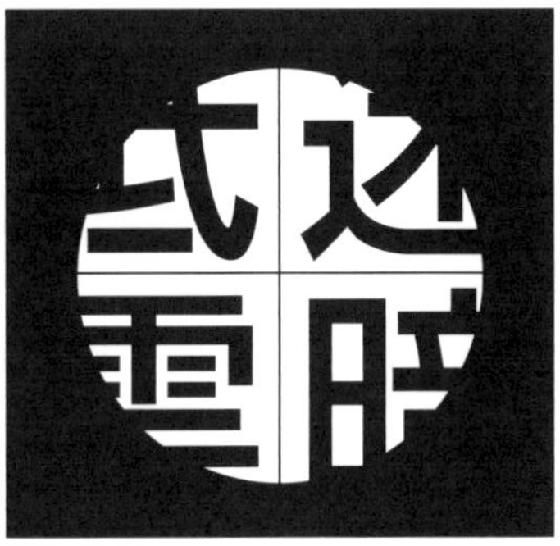

答え

⑪

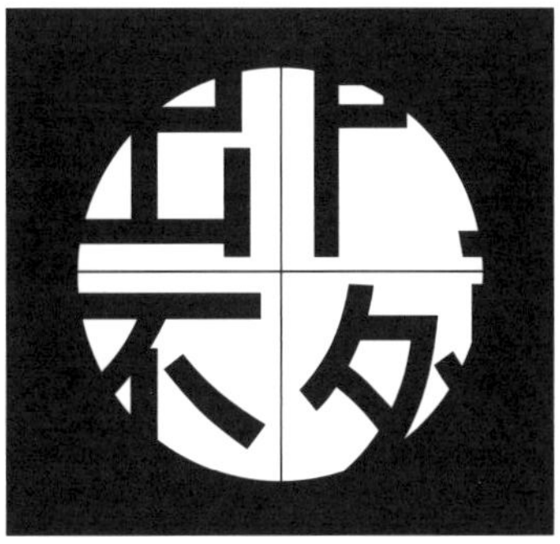

答え

⑫

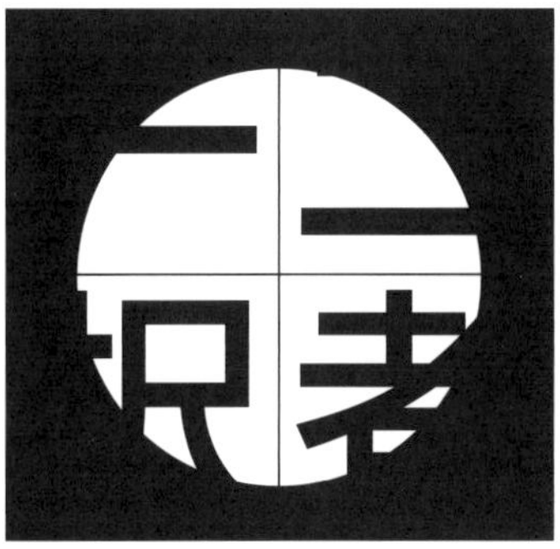

答え

⑬

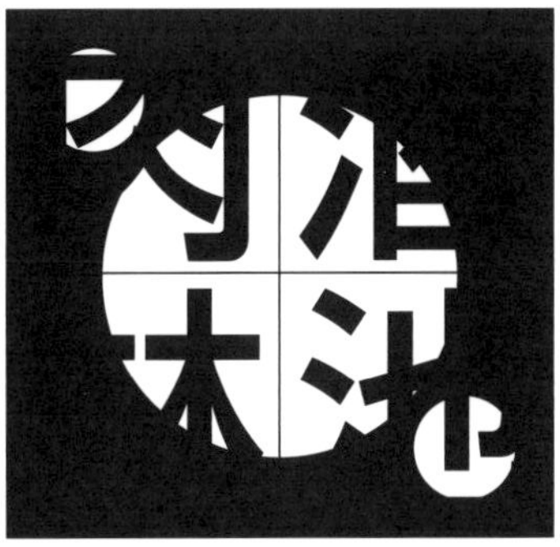

答え

⑭

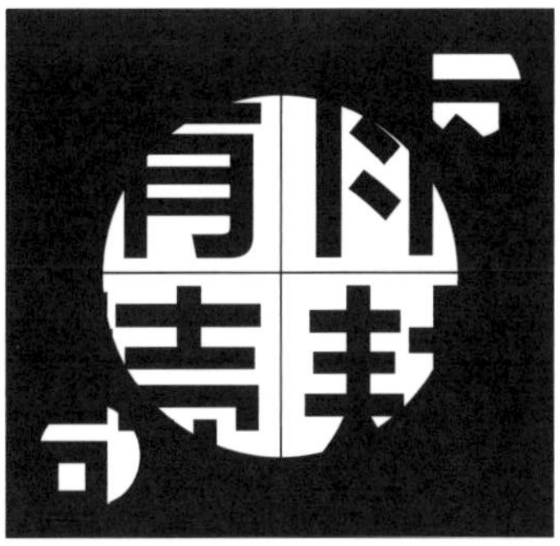

答え

⑮

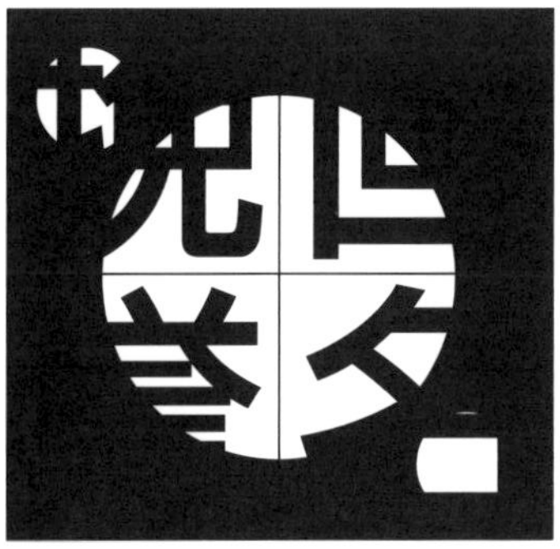

答え

⑯

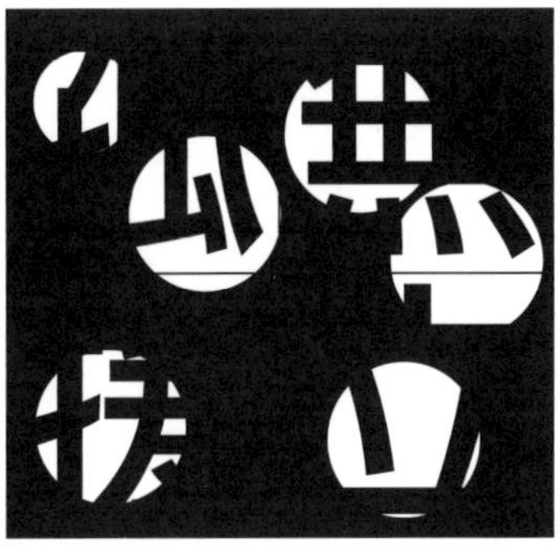

答え

⑰

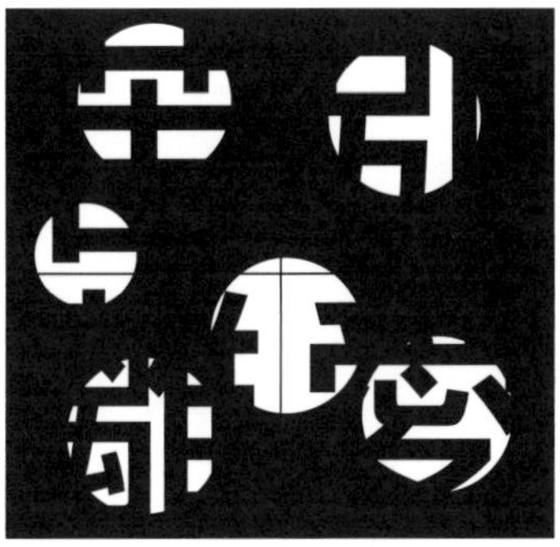

答え

⑱

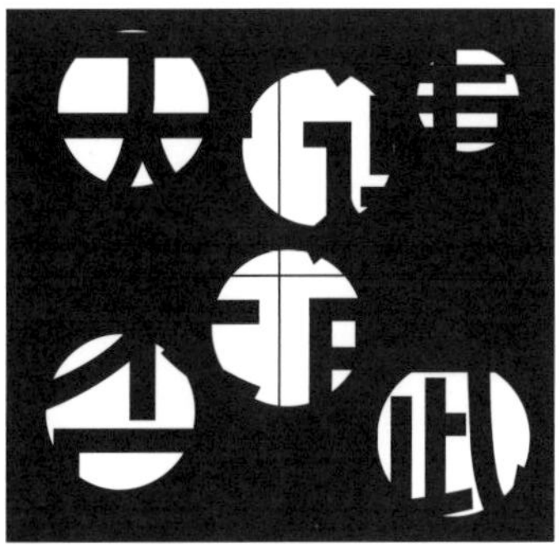

答え

解答　⑩暗雲低迷、⑪門外不出、⑫二者択一、⑬酒池肉林、⑭晴耕雨読、⑮名誉挽回、⑯孤立無援、⑰愛別離苦、⑱運否天賦

24日目 熟語ルーレット

実践日　　月　　日

難易度④★★★★☆

　中央の漢字とその周囲のひらがなを組み合わせて言葉を作り、漢字で答えてください。漢字が使われる場所は各問で違いますが、ひらがなは時計回りに読みます。解答が小文字でも大文字で表記されています。

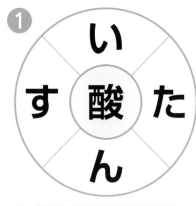

①　中央：酸　周囲：い　た　ん　す

答え：□□□

②　中央：粉　周囲：く　り　か　た

答え：□□□

③　中央：手　周囲：う　す　う　り　よ

答え：□□□

④　中央：晩　周囲：い　き　せ　い　た

答え：□□□□

⑤　中央：治　周囲：ほ　う　け　ん　が　い

答え：□□□□

⑥　中央：満　周囲：う　ふ　よ　つ　き　ゆ

答え：□□□□

⑦　中央：気　周囲：ど　う　し　や　で　ん　じ

答え：□□□□□

⑧　中央：年　周囲：い　じ　つ　ぎ　よ　う　か　せ

答え：□□□□□

⑨　中央：地　周囲：よ　う　し　よ　ざ　い　け　ん　ち

答え：□□□□□

解答　①炭酸水、②片栗粉、③手数料、④大器晩成、⑤治外法権、⑥欲求不満、⑦電気自動車、⑧青年実業家、⑨県庁所在地

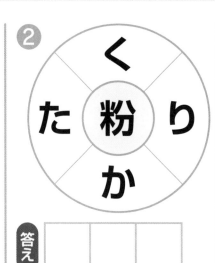

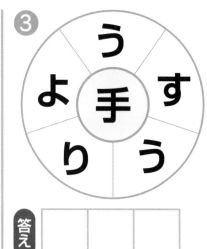

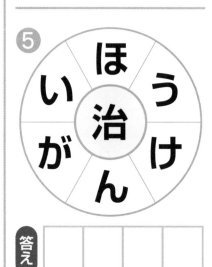

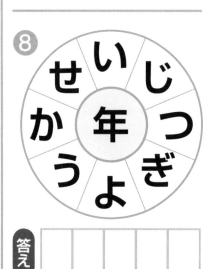

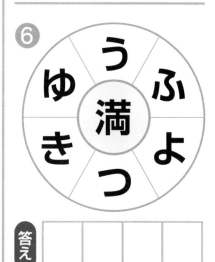

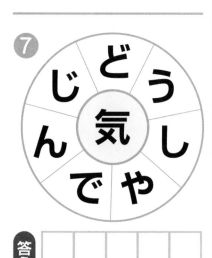

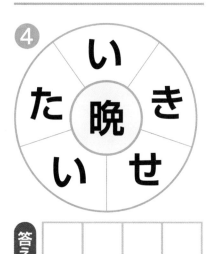

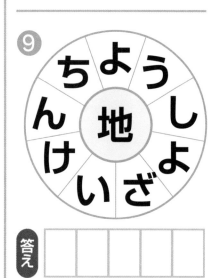

脳活ポイント

空間認識力がアップ！

漢字とひらがなを組み合わせて言葉を作るさいに、思考力と発想力が養われます。また、言葉ができるように区切りを考えていく必要があるので、空間認識力のアップにも役立ちます。

目標時間

50代まで	60代	70代以上
25分	30分	35分

正答数 ／18問　かかった時間 分

⑩
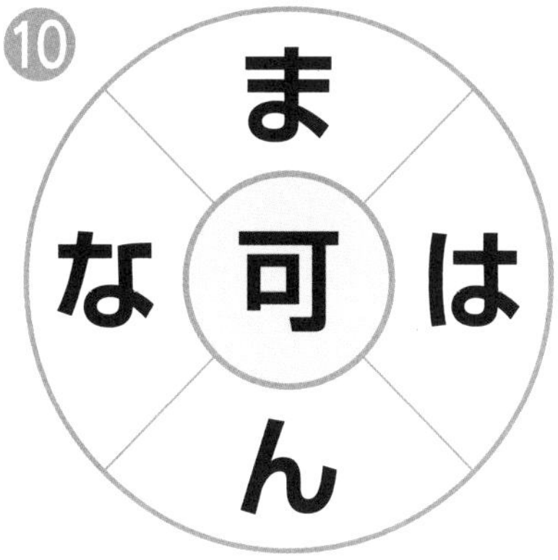

答え

⑪
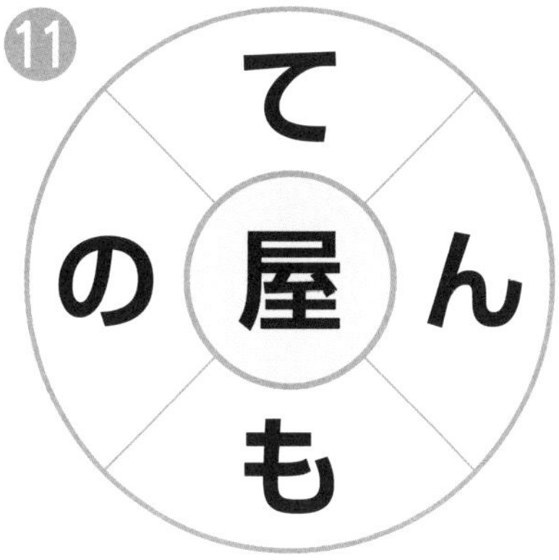

答え

⑫
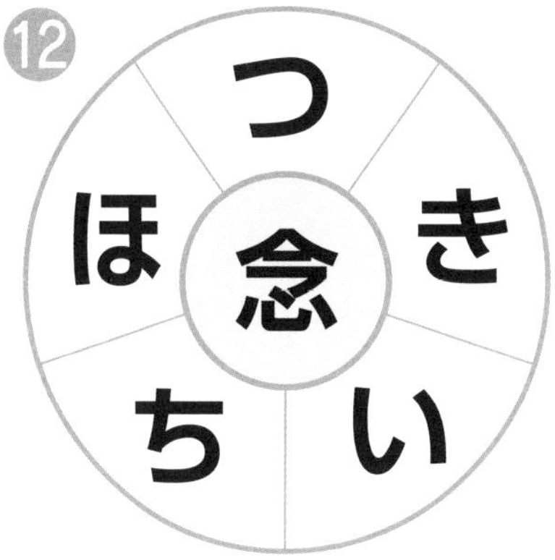

答え

⑬
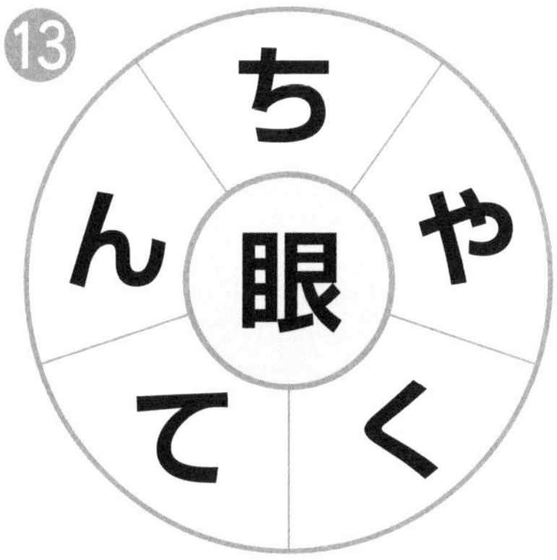

答え

⑭

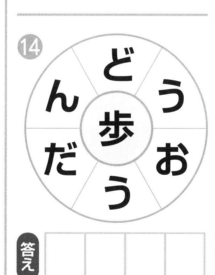

答え

⑮
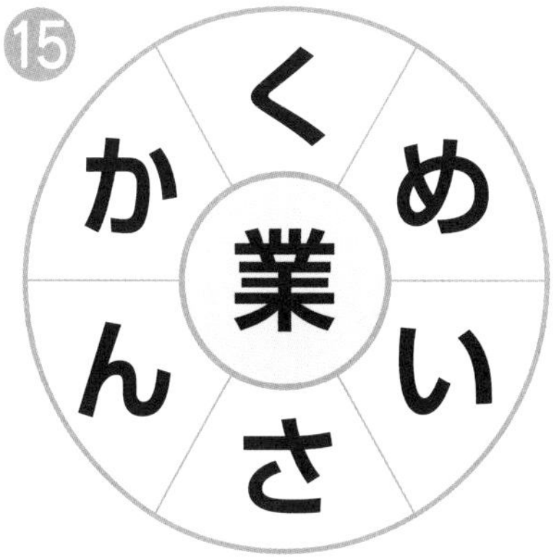

答え

⑯
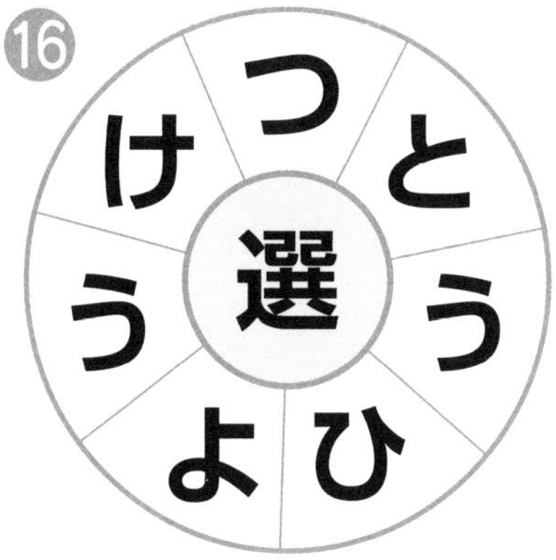

答え

⑰
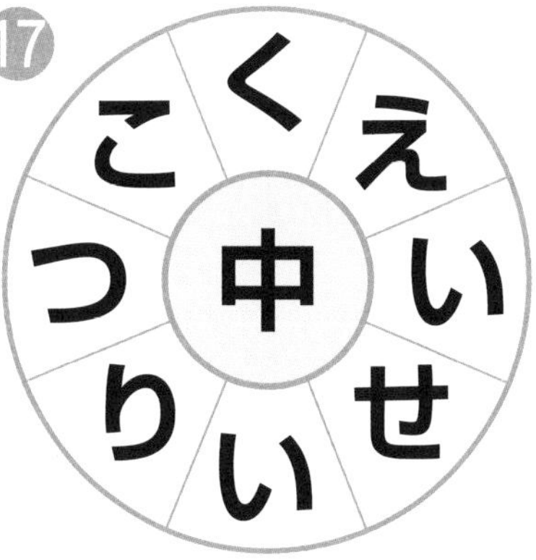

答え

⑱
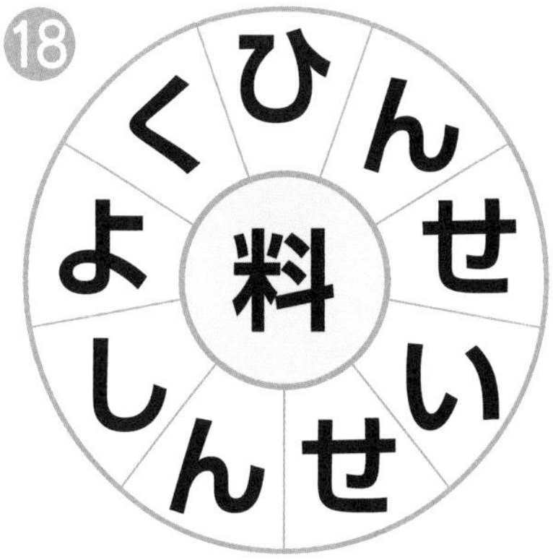

答え

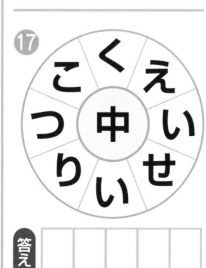

解答　⑩生半可、⑪店屋物、⑫一念発起、⑬着眼点、⑭横断歩道、⑮産業革命、⑯決選投票、⑰永世中立国、⑱生鮮食料品

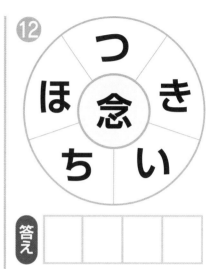

25日目 片づけ四字熟語

実践日

月　日

難易度③★★★☆☆

解答欄の外側にある16個の漢字を、それぞれの矢印の進行方向にある４つのマスのいずれかに入れて、①～④の４つの四字熟語を作ってください。４つの四字熟語がすべて埋まったら正解です。

❶

上：大　耳　正　欠

左：①全　②願　③東　④大

右：①無　②就　③馬　④公

下：完　明　成　風

❷

上：栄　離　深　睛

左：①支　②画　③枯　④長

右：①滅　②点　③衰　④味

下：意　竜　盛　裂

❸

上：得　転　万　遇

左：①一　②象　③八　④面

右：①千　②羅　③七　④意

下：森　載　満　起

❹

上：有　裏　三　双

左：①実　②無　③脚　④一

右：①名　②天　③人　④表

下：二　下　無　体

❺

上：油　業　四　然

左：①断　②温　③路　④得

右：①大　②三　③理　④自

下：自　寒　整　敵

❻

上：五　今　天　短

左：①霧　②外　③一　④西

右：①里　②想　③一　④古

下：奇　長　東　中

解答

❶①完全無欠、②大願成就、③馬耳東風、④公明正大、❷①支離滅裂、②画竜点睛、③栄枯盛衰、④意味深長、
❸①千載一遇、②森羅万象、③七転八起、④得意満面、❹①有名無実、②天下無双、③二人三脚、④表裏一体、
❺①油断大敵、②三寒四温、③理路整然、④自業自得、❻①五里霧中、②奇想天外、③一長一短、④古今東西

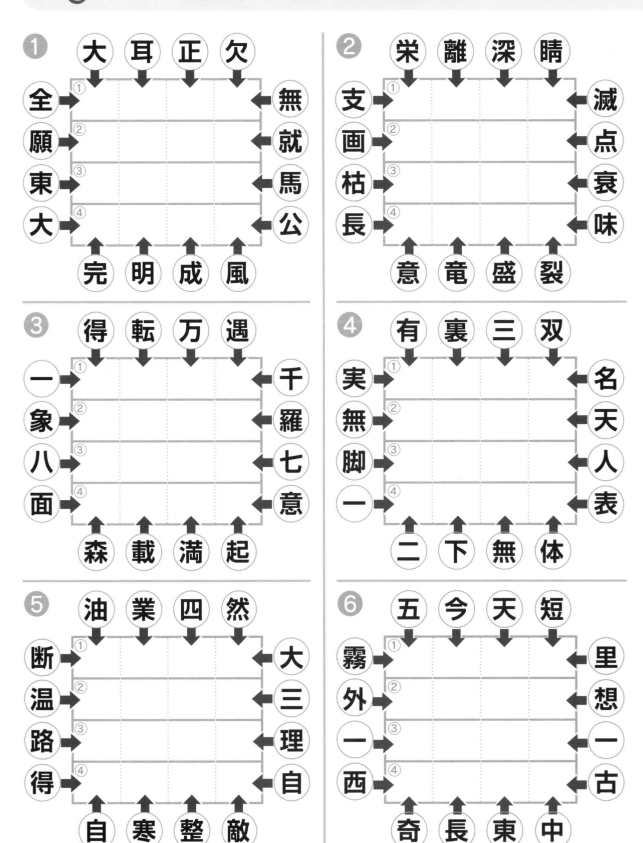

脳活ポイント

思考力と判断力を鍛錬する

まず、どんな四字熟語になるか見当をつけるのに、想起力が働きます。次に、どのように文字を組めばマスがきれいに埋まるかを考える、思考力と判断力が継続して使われます。12問解くのに集中力も必要。

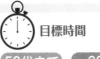

目標時間

50代まで	60代	70代以上
25分	30分	40分

正答数 ／12問

かかった時間 分

⑦

上：無 器 雷 子

左：①君 ②成 ③付 ④夢

右：①人 ②大 ③同 ④我

下：聖 和 晩 中

⑧

上：新 面 三 鋭

左：①舌 ②念 ③師 ④進

右：①寸 ②発 ③反 ④気

下：一 先 教 起

⑨

上：薄 意 回 音

左：①売 ②口 ③一 ④死

右：①多 ②異 ③専 ④生

下：起 利 同 心

⑩

上：雨 機 順 人

左：①倒 ②方 ③延 ④応

右：①主 ②美 ③天 ④臨

下：八 客 転 変

⑪

上：黄 柔 無 代

左：①時 ②出 ③優 ④根

右：①金 ②身 ③断 ④事

下：立 実 不 世

⑫

上：不 林 火 面

左：①風 ②意 ③猛 ④力

右：①山 ②得 ③突 ④抗

下：猪 可 満 進

解答

⑦①聖人君子、②大器晩成、③付和雷同、④無我夢中、⑧①舌先三寸、②一念発起、③反面教師、④新進気鋭、

⑨①薄利多売、②異口同音、③一意専心、④起死回生、⑩①主客転倒、②八方美人、③雨天順延、④臨機応変、

⑪①黄金時代、②立身出世、③優柔不断、④事実無根、⑫①風林火山、②得意満面、③猪突猛進、④不可抗力

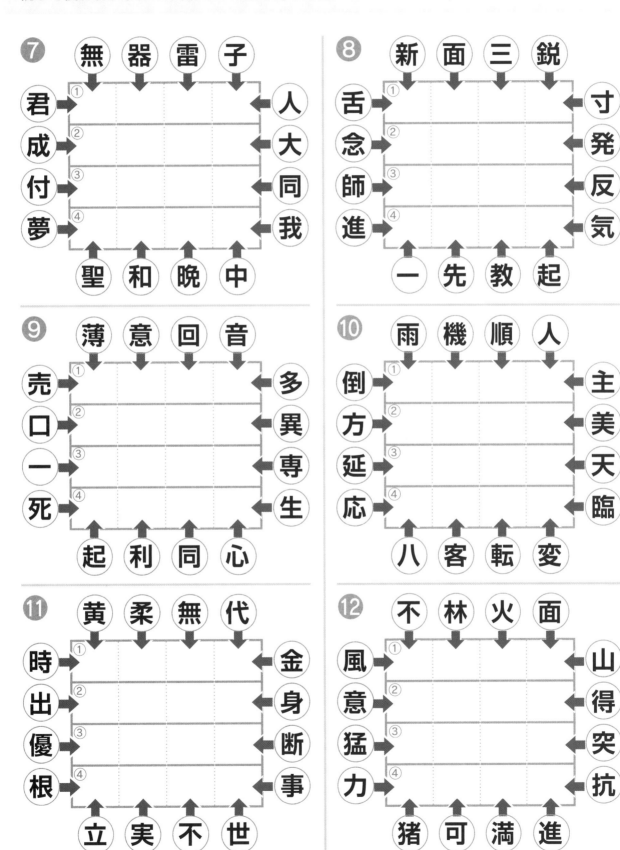

26日目 二字熟語足し算

実践日

月　　日

難易度 4 ★★★★☆

問題の各マスには、ある二字熟語を構成する漢字がバラバラに分割されて書かれています。それらを足し算のように頭の中で組み合わせ、でき上がる二字熟語を解答欄に書いてください。

①

八 ＋ 者 ＋ 云 ＋ 阝 ＝ □□

②

龶 ＋ 壬 ＋ 亻 ＋ 貝 ＝ □□

③

丁 ＋ 火 ＋ 占 ＋ 灬 ＝ □□

④

弋 ＋ 亻 ＋ 里 ＋ 王 ＝ □□

⑤

未 ＋ 見 ＋ 口 ＋ ⺍ ＝ □□

⑥

艮 ＋ 古 ＋ 阝 ＋ 攵 ＋ 乡 ＝ □□

⑦

宀 ＋ 矢 ＋ 豕 ＋ 𠂉 ＋ 方 ＝ □□

⑧

士 ＋ 隹 ＋ 尸 ＋ 𠂉 ＋ 欠 ＝ □□

⑨

頁 ＋ 冂 ＋ 川 ＋ 土 ＋ 言 ＋ 口 ＝ □□

解答 ①部会、②責任、③点灯、④代理、⑤味覚、⑥故郷、⑦家族、⑧歓声、⑨順調

脳活ポイント

注意力が冴えわたる

バラバラになった漢字の偏やつくりからもとの字を推理して熟語にするには、集中力に加えて細かな注意力が必要になります。くり返して問題を解けば、うっかりミスが少なくなっていくでしょう。

目標時間

50代まで	60代	70代以上
15分	20分	25分

正答数	かかった時間
／18問	分

⑩ 口 ＋ 心 ＋ 囗 ＋ 相 ＝ □□

⑪ 弋 ＋ 乚 ＋ 亻 ＋ 廿 ＝ □□

⑫ 厂 ＋ 里 ＋ ⺩ ＋ 泉 ＝ □□

⑬ 日 ＋ 氺 ＋ 立 ＋ 木 ＝ □□

⑭ 卜 ＋ 林 ＋ 示 ＋ 𠃊 ＝ □□

⑮ 斤 ＋ 門 ＋ 立 ＋ 耳 ＋ 木 ＝ □□

⑯ 工 ＋ 月 ＋ 宀 ＋ 龶 ＋ 儿 ＝ □□

⑰ 十 ＋ 𠆢 ＋ 日 ＋ 良 ＋ 卄 ＝ □□

⑱ 戈 ＋ 木 ＋ 音 ＋ 覀 ＋ 示 ＋ 言 ＝ □□

解答 ⑩回想、⑪世代、⑫原理、⑬音楽、⑭禁止、⑮新聞、⑯青空、⑰草食、⑱標識

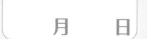

27日目 二字熟語クロス

実践日

月　日

難易度④★★★★☆

下のリストから、上下左右にある漢字と組み合わせて二字熟語を４つ作れる漢字を選び、中央のマスに記入します。ページごとに16問すべて解いたら、リストに残った４字の漢字から四字熟語を作ってください。

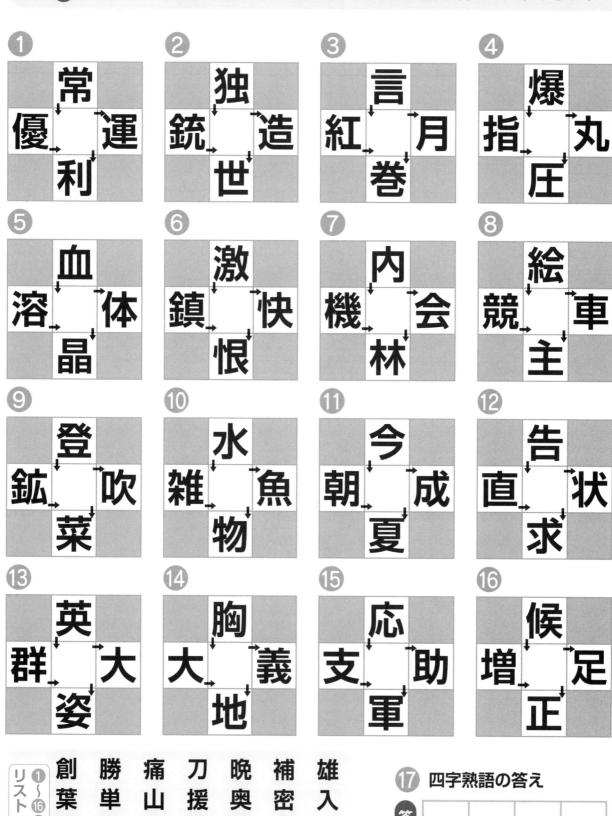

①

	常	
優		運
	利	

②

	独	
銃		造
	世	

③

	言	
紅		月
	巻	

④

	爆	
指		丸
	圧	

⑤

	血	
溶		体
	晶	

⑥

	激	
鎮		快
	恨	

⑦

	内	
機		会
	林	

⑧

	絵	
競		車
	主	

⑨

	登	
鉱		吹
	菜	

⑩

	水	
雑		魚
	物	

⑪

	今	
朝		成
	夏	

⑫

	告	
直		状
	求	

⑬

	英	
群		大
	姿	

⑭

	胸	
大		義
	地	

⑮

	応	
支		助
	軍	

⑯

	候	
増		足
	正	

①～⑯のリスト

創　勝　痛　刀　晩　補　雄
葉　単　山　援　奥　密　入
煮　訴　弾　液　直　馬

⑰ 四字熟語の答え

答え

解答 ①勝、②創、③葉、④弾、⑤液、⑥痛、⑦密、⑧馬、⑨山、⑩煮、⑪晩、⑫訴、⑬雄、⑭奥、⑮援、⑯補、⑰<四字熟語の答え>単刀直入

脳活ポイント

思考力と想起力を磨く！

４つの二字熟語に共通する漢字を探すのに必要な思考力や想像力・洞察力や、漢字を思い出す想起力が養われると考えられます。また、漢字力や語彙力を向上させる効果も期待できるでしょう。

目標時間

50代まで	60代	70代以上
25分	35分	45分

正答数　／34問

かかった時間　分

⑱

	騒	
異		信
	頭	

⑲

	喫	
紅		器
	菓	

⑳

	青	
迎		菊
	雨	

㉑

	教	
王		温
	町	

㉒

	建	
寸		回
	方	

㉓

	飲	
給		事
	塩	

㉔

	図	
流		空
	座	

㉕

	理	
罪		目
	学	

㉖

	人	
樹		原
	賊	

㉗

	快	
生		躍
	動	

㉘

	好	
暗		生
	結	

㉙

	解	
閑		財
	歩	

㉚

	晩	
麦		田
	波	

㉛

	時	
集		画
	算	

㉜

	最	
午		悔
	輩	

㉝

	雑	
水		履
	花	

⑱〜㉝のリスト

活	文	音	茶	春	後	道
室	転	前	武	食	秋	草
計	星	両	科	散	海	

㉞ 四字熟語の答え

答え

解答　⑱音、⑲茶、⑳春、㉑室、㉒前、㉓食、㉔星、㉕科、㉖海、㉗活、㉘転、㉙散、㉚秋、㉛計、㉜後、㉝草、㉞〈四字熟語の答え〉文武両道

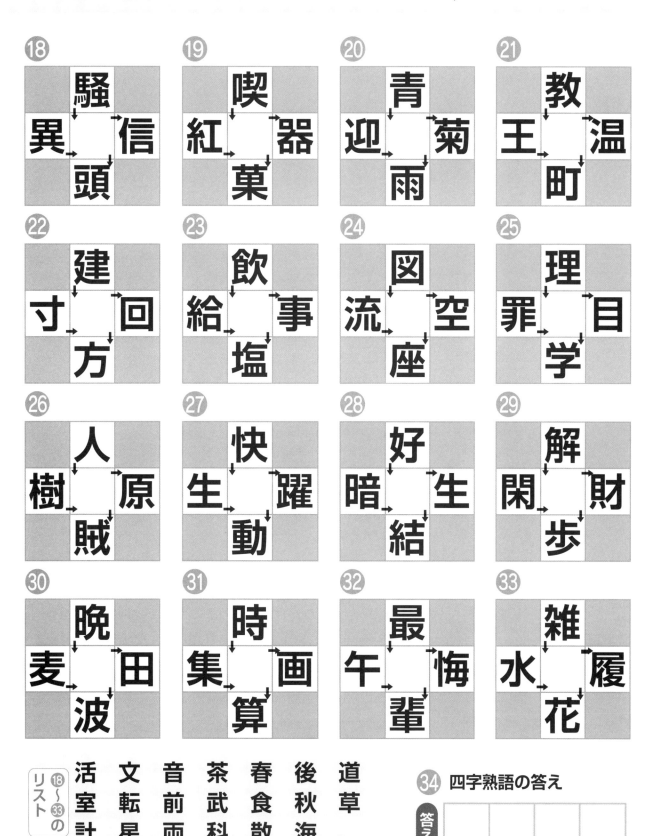

28日目 漢字連想クイズ

実践日

月　日

難易度③★★★☆☆

❶～⑳にあるカタカナは、ある言葉から１文字抜いて○に置き換えてバラバラに並べたものです。足りない１文字を補ったうえで、正しく並べて漢字でカッコ内に書いてください。下の言葉は答えのヒントです。

❶ ンノ○ジイウ

（　　　　）

有名人　俳優　タレント　テレビ

❷ ビツ○ヨゲ

（　　　　）

休み明け　カレンダー　振替休日　週の2番目

❸ ャガク○ツシ

（　　　　）

ソクラテス　思想家　実存主義　ピタゴラス

❹ キョウ○セソ

（　　　　）

議会解散　全員選出　衆議院議員　アイドルグループ

❺ ミイリ○フナ

（　　　　）

大社　千本鳥居　京都　油揚げ

❻ ウロシ○タラマ

（　　　　）

カメ　竜宮城　玉手箱　乙姫

❼ ンマニチ○ツイギウ

（　　　　）

東人形　京人形　おかっぱ　着せ替え人形

❽ ゲウシ○ョミキ

（　　　　）

食べ物　タバコ　食あたり　腐る

❾ ンンンイ○ゼゼレ

（　　　　）

渾身　ありったけの力　心身　全力

❿ ドョュカ○シウシツウ

（　　　　）

志望動機　履歴書　面接　リクルート

解答 ❶芸能人、❷月曜日、❸哲学者、❹総選挙、❺伏見稲荷、❻浦島太郎、❼市松人形、❽賞味期限、❾全身全霊、❿就職活動

脳活ポイント

情報処理能力と洞察力が根づく

カタカナを全体的に眺めたときに、答えが浮かび上がってくるようなら、情報処理能力と洞察力がかなり鍛えられています。わからなければ、想起力を刺激する厳選された言葉のヒントを活用してください。

目標時間

50代まで	60代	70代以上
15分	25分	30分

正答数 ／20問　かかった時間 分

⑪ ヤユヨ○ウシジ

（　　　　）

賞状　大賞
スピーチ　表彰

⑫ クンホ○ャカ

（　　　　）

ドラマ　台詞
放送作家　橋田壽賀子

⑬ ウュゴ○ウリ

（　　　　）

俗語　新語
お笑い芸人　はやり

⑭ インオ○クセ

（　　　　）

テレビ　主音声
視覚障害　二重音声

⑮ スシ○ウュハ

（　　　　）

振動数　ヘルツ
電波　ラジオ

⑯ インャ○ケケ

（　　　　）

慣れ　昔取った杵柄
二度目　中途採用

⑰ デカ○ユワキ

（　　　　）

物理学者　京都大学
ノーベル賞　中間子

⑱ シユウ○サョイウ

（　　　　）

平等院鳳凰堂　切り絵
線対称　シンメトリー

⑲ シウエョ○イチメンョ

（　　　　）

通勤・通学　遅刻
人身事故　交通機関

⑳ ホヨウ○シキョウ

（　　　　）

天気　予報
気象庁　アナウンサー

解答 ⑪受賞者、⑫脚本家、⑬流行語、⑭副音声、⑮周波数、⑯経験者、⑰湯川秀樹、⑱左右対称、⑲遅延証明書、⑳気象予報士

29日目 熟語駅伝

実践日

月　　日

難易度④★★★★☆

2～4文字の熟語が成立するよう、問題に提示された漢字をすべて、右のマスに当てはめてください。矢印でつながる上下のマスには同じ漢字が入ります。各問、すでに漢字が入っているマスもあります。

①

リスト

記 天 接
測 帳 察
面 体 日
録 几 観

几			
日			
	察		
天			

②

リスト

階 離 平
値 線 常
距 段 直
地 非 均

		階	
	均		
地			
		距	

③

リスト

革 器 暮
合 飯 成
前 大 令
晩 改 皮
朝

	器		
		皮	
		暮	
	飯		

④

リスト

大 劇 事
現 計 腕
代 後 場
版 工 時
生

後			
工			
		版	
	代		
腕			

⑤

リスト

反 食 番
公 防 社
衛 会 当
給 正 堂
員 省

	省		
公			
	員		
給			
		防	

⑥

リスト

画 庭 八
転 本 問
訪 七 家
倒 園 日
起 漫 末

七			
	末		
			園
		訪	
漫			

解答
①面接→几帳面→日記帳→観察記録→天体観測、②非常階段→値段→平均値→地平線→直線距離、
③大器晩成→合成皮革→改革→朝令暮改→朝飯前、④後生大事→工事現場→劇場版→時代劇→腕時計、
⑤反省会→公会堂→社員食堂→給食当番→正当防衛、⑥七転八起→本末転倒→日本庭園→家庭訪問→漫画家

脳活ポイント

脳の司令塔を刺激！

ヒントの漢字をもとに2～4文字の熟語を作り出すため、想起力と言語力が鍛えられるとともに脳の司令塔「前頭前野」が刺激され、認知力や思考力が磨かれます。

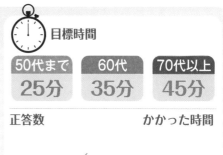

目標時間

50代まで	60代	70代以上
25分	35分	45分

正答数 ／12問

かかった時間 分

⑦

リスト

応 兄 肉
弟 筋 疑
答 団 姉
妹 質 子

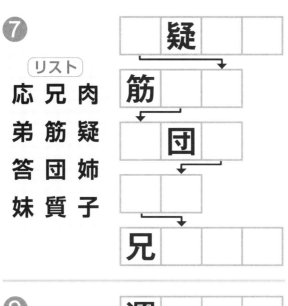

	疑		
筋			
	団		
兄			

⑧

リスト

化 切 文
片 減 道
師 開 加
符 手 明

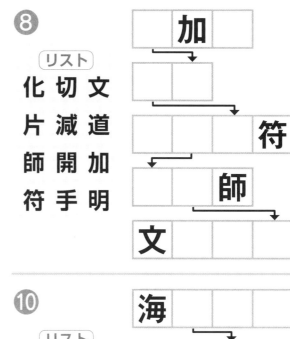

	加		
			符
		師	
文			

⑨

リスト

完 人 動
神 不 義
公 運 璧
自 主 全
経

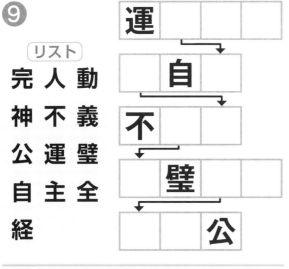

運			
	自		
不			
	璧		
		公	

⑩

リスト

理 浴 室
玉 科 水
場 飲 店
料 海 金
条

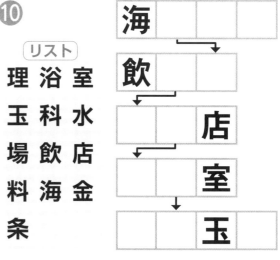

海			
飲			
		店	
		室	
		玉	

⑪

リスト

転 面 直
楚 急 対
下 心 四
初 歌 機
抗 一

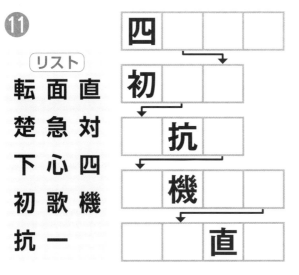

四			
初			
	抗		
	機		
		直	

⑫

リスト

主 会 定
迎 本 地
固 送 義
感 産 直
資 歓 正

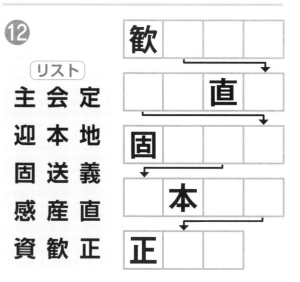

歓			
		直	
固			
	本		
正			

解答
⑦質疑応答→筋肉質→肉団子→弟子→兄弟姉妹、⑧手加減→切手→片道切符→道化師→文明開化、
⑨運動神経→全自動→不完全→完璧主義→主人公、⑩海水浴場→飲料水→料理店→理科室→金科玉条、
⑪四面楚歌→初対面→対抗心→心機一転→急転直下、⑫歓送迎会→産地直送→固定資産→資本主義→正義感

30日目 漢字ジグザグクロス

実践日

月　日

難易度5★★★★★

リストの熟語を使って空白のマスを埋め、A～Hのマスの漢字で三字または四字熟語を作ってください。各熟語の1文字めは数字のマスに、2文字め以降は1つ前の文字と上下左右に隣接するマスに入ります。

1

1 都			2 一		A	3 会
4 威			5 手		6 当	
7 偕			8 国			
	9 同		10 周	C		
11 化	B				12 難	
			13 月		14 落	
	15 料					

答え

A	B	C

リスト

1 都道府県
2 一期一会
3 会議室
4 威風堂堂
5 手弁当
6 当選番号
7 偕老同穴
8 国内旅行
9 同人誌
10 周章狼狽
11 化学肥料
12 難攻不落
13 月下美人
14 落葉樹
15 料理人

2

答え

A	B	C	D

1 家		D	2 無			3 免		
4 予			5 脳	6 八		7 六		
8 学				9 社			10 生	
		11 物		12 腸			B	
13 軟			A	14 三			15 縦	
16 聖			17 観	18 立		19 寿		
20 視	C					21 短		
22 単				23 信		24 在		
		25 動						

リスト

1 家庭菜園
2 無罪放免
3 免許証
4 予防医学
5 脳外科医
6 八面六臂
7 六法全書
8 学生服
9 社会面
10 生原稿
11 物価高
12 腸内細菌
13 軟体動物
14 三点倒立
15 縦横無尽
16 聖地巡礼
17 観光地
18 立地条件
19 寿限無
20 視野狭窄
21 短期決戦
22 単独行動
23 信用金庫
24 在庫管理
25 動画配信

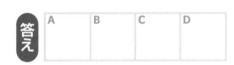

脳活ポイント

語彙力と直感力を圧倒的に強化！

数十個の三字熟語・四字熟語が用いられているので、語彙力の鍛錬に役立つとともに、直感力・判断力・思考力が圧倒的に強化されます。初めてだと難しく感じますが、解き方がわかるととても面白いパズルです。

目標時間

50代まで	60代	70代以上
40分	50分	60分

正答数	かかった時間
／3問	分

③

答え

A	B	C	D	E	F	G	H

1 森		C	2 短		3 放			4 内		5 外				6 一	
7 年			8 書			9 中		10 太			11 二			12 中	H
13 有			14 全			15 用	G	16 電			17 逃				18 西
19 業		20 経		21 地			22 防			23 極		24 色			
					A				25 減			26 利			27 副
28 緊		29 入	30 長		31 明			B	32 古	33 不				34 応	
35 和			36 雲		37 食	F	38 包					E	39 玉		40 民
		41 空					42 物			43 収		44 進			
45 水			46 現	D		47 督			48 無						49 外
50 銀		51 気	52 報			53 真			54 避		55 所			56 累	
							57 勝								

リスト

1 森林浴	11 二足歩行	21 地中海	31 明鏡止水	41 空元気	51 気象情報
2 短波放送	12 中近東	22 防火用水	32 古紙回収	42 物品販売	52 報道写真
3 放課後	13 有機農業	23 極彩色	33 不織布	43 収集癖	53 真空調理
4 内柔外剛	14 全数検査	24 色画用紙	34 応接室	44 進行方向	54 避難所
5 外反母趾	15 用意周到	25 減価償却	35 和製英語	45 水銀蒸気	55 所得税
6 一極集中	16 電光石火	26 利尻昆布	36 雲母片岩	46 現場監督	56 累進課税
7 年功序列	17 逃避行	27 副反応	37 食虫植物	47 督促状	57 勝手放題
8 書類送検	18 西高東低	28 緊張緩和	38 包装紙	48 無理難題	
9 中途採用	19 業務提携	29 入道雲	39 玉石混交	49 外野席	
10 太陽光線	20 経済成長	30 長方形	40 民間外交	50 銀世界	

※解答は87ページをご覧ください

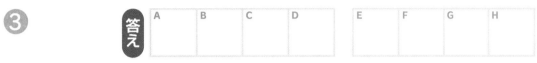

2日目 数字つなぎ三字熟語

❶

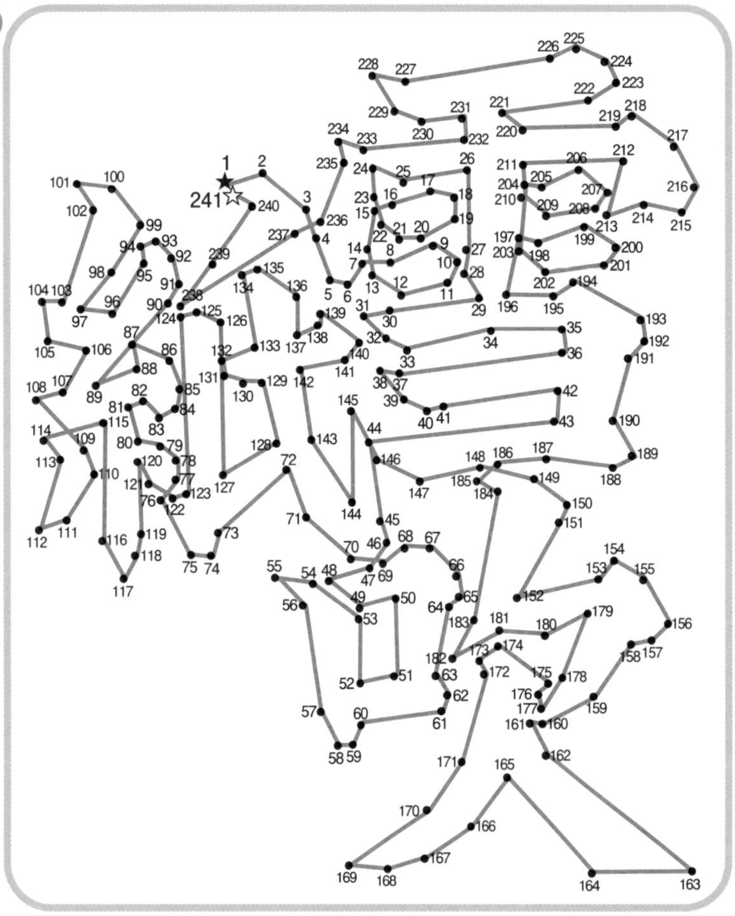

答え　紙　吹　雪

❷

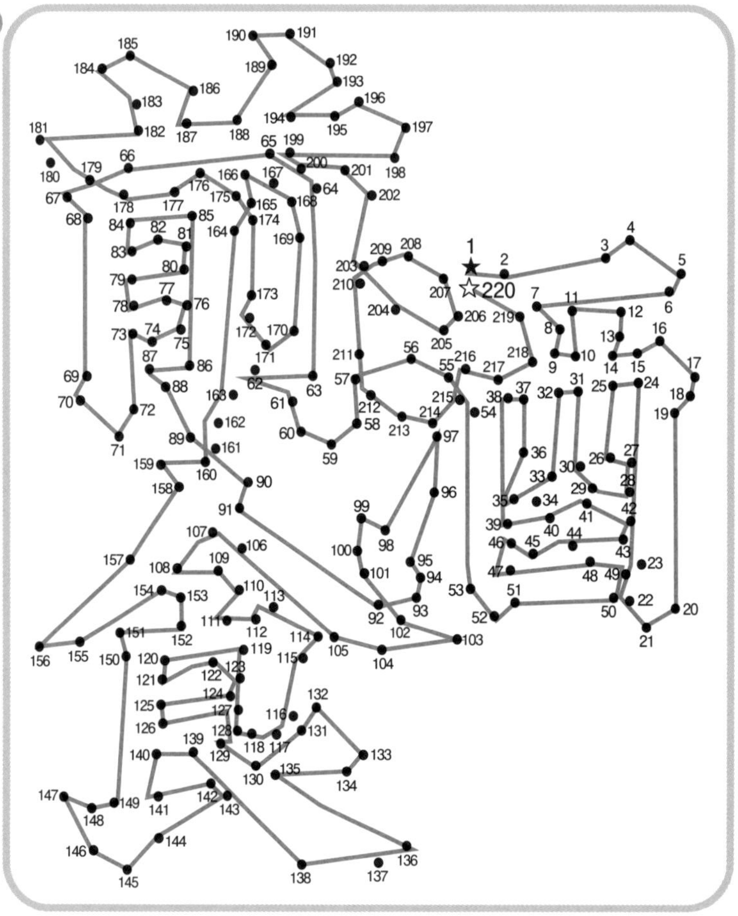

答え　食　前　酒

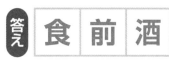

その他のドリルの解答は各ページの下欄に記載しています。

15日目 漢字ジグザグクロス

●例題

1国	立	2荘	義
4滅	公	園	主
私	奉	領	主
5日	本	国	3民

答え A 夏 B 季 C 休 D 業

❶

1年	中	無	2名	誉	挽	3回	転	寿
4長	期	C休	暇	5日	本	6総	合	司
7年	8天	真	爛	9好	髪	10消	火	会
B季	奉	11国	漫	男	12個	人	13器	物
14生	公	15立	太	子	16製	授	17移	損
産	園	18初	19出	勤	造	D業	動	壊
調	20整	備	不	21良	導	22客	販	売
23冬	24虫	垂	精	法	25体	員	教	授
草	A夏	26炎	上	商	験	27談	話	室

答え A 相 B 思 C 相 D 愛　E 天 F 体 G 観 H 測

❷

1新	E天	2中	間	3報	道	機	関	4地	熱	発	5有	給	6休	眠	会
7瞬	地	8受	胎	告	9沈	B思	10真	空	放	電	11身	体	暇	12自	社
間	13風	光	明	知	14考	黙	15一	筆	啓	16上	半	H測	17衆	由	恋
18快	速	列	媚	19隔	古	20選	21手	宣	22満	場	23象	定	24人	環	D愛
25通	行	車	掻	靴	学	26授	A相	誓	27記	一	形	文	権	28視	聴
29形	手	30印	痒	31免	参	業	見	会	者	32致	命	字	侵	33害	者
34容	動	鑑	証	許	G観	35百	人	一	36擦	過	傷	37羽	毛	虫	駆
姿	詞	38動	明	39同	40宗	教	法	41首	C相	42起	承	43団	布	44正	除
45端	麗	F体	視	一	46生	47立	48外	交	官	49結	転	体	競	当	防
50末	広	扇	力	認	体	51方	位	磁	邸	膜	52炎	53模	54技	術	衛
55機	械	翻	訳	証	56生	痕	化	石	応	反	色	範	演	開	発

17日目 数字つなぎ三字熟語

❶

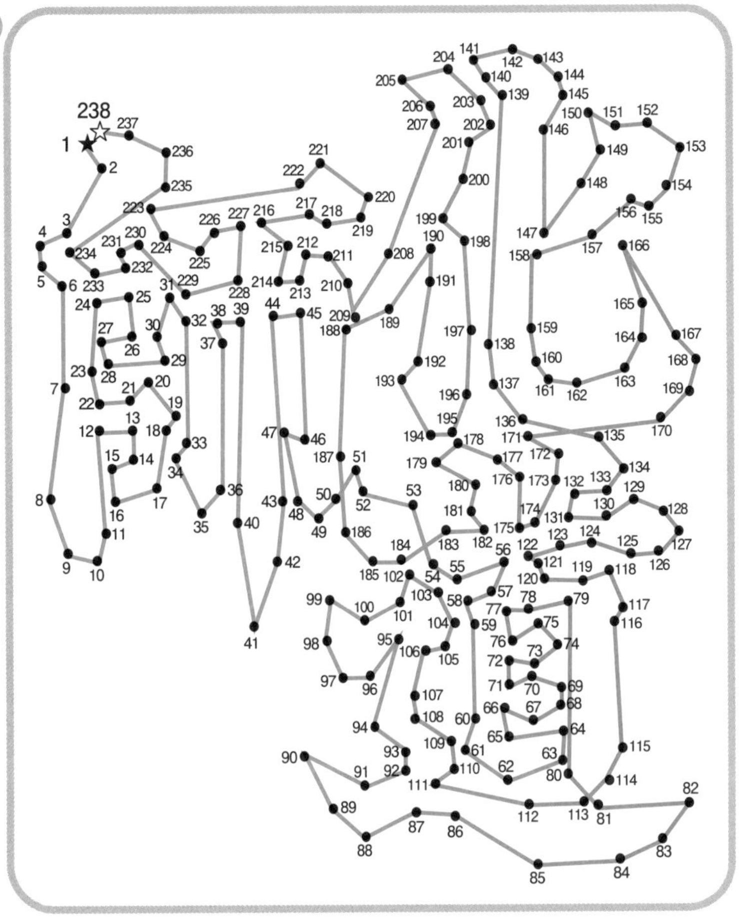

答え 道 化 師

❷

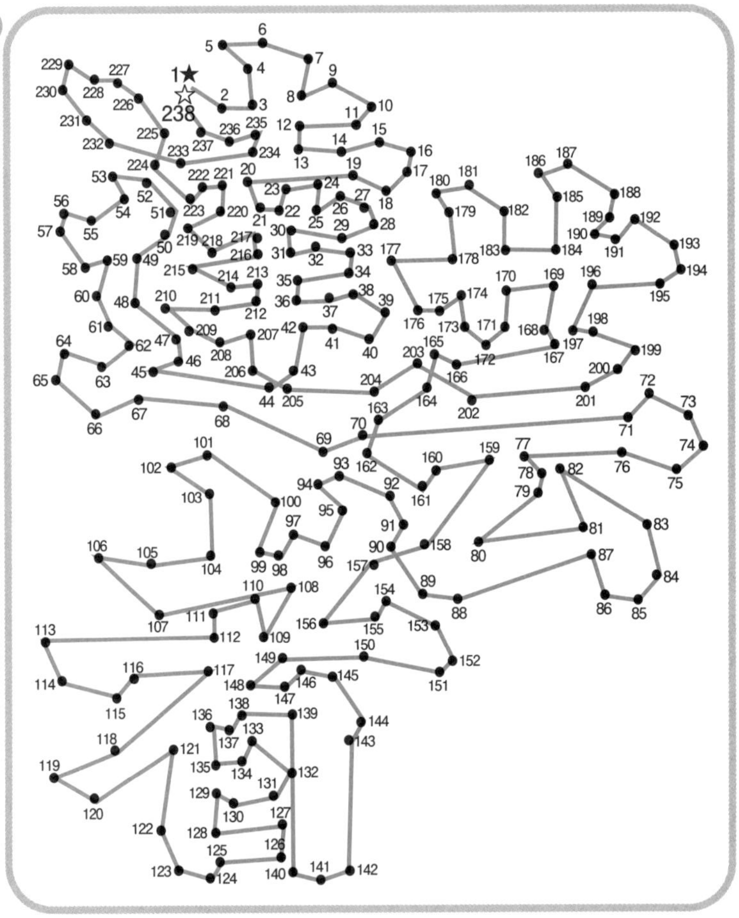

答え 芸 達 者

その他のドリルの解答は各ページの下欄に記載しています。

30日目 漢字ジグザグクロス

❶

1 都	道	府	2 一	期	A 一	3 会
4 威	風	県	5 手	弁	6 当	議
7 偕	堂	堂	8 国	内	選	室
老	9 同	穴	10 周	C 旅	番	号
11 化	B 人	狼	章	行	12 難	攻
学	誌	狽	13 月	下	14 落	不
肥	15 料	理	人	美	葉	樹

答え A 一 B 人 C 旅

❷

答え A 高 B 原 C 野 D 菜

1 家	庭	D 菜	2 無	罪	放	3 免	許	証
4 予	防	園	5 脳	6 八	面	7 六	法	全
8 学	医	科	外	9 社	会	臂	10 生	書
生	服	11 物	価	12 腸	内	細	B 原	稿
13 軟	体	動	A 高	14 三	点	菌	15 縦	横
16 聖	地	巡	17 観	18 立	倒	19 寿	限	無
20 視	C 野	礼	光	地	条	21 短	期	尽
22 単	狭	窄	配	23 信	件	24 在	決	戦
独	行	25 動	画	用	金	庫	管	理

❸

答え A 海 B 水 C 浴 D 場　E 昆 F 虫 G 採 H 集

1 森	林	C 浴	2 短	波	3 放	課	後	4 内	柔	5 外	反	母	趾	6 一	極
7 年	功	序	8 書	類	送	9 中	途	10 太	陽	剛	11 二	足	歩	12 中	H 集
13 有	機	列	14 全	数	検	15 用	G 採	16 電	光	線	17 逃	避	行	近	18 西
19 業	農	20 経	済	21 地	査	意	22 防	火	石	23 極	彩	24 色	画	東	高
務	提	携	成	中	A 海	周	到	用	25 減	価	償	26 利	用	低	27 副
28 緊	張	29 入	30 長	方	31 明	鏡	止	B 水	32 古	33 不	却	尻	紙	34 応	反
35 和	緩	道	36 雲	形	37 食	F 虫	38 包	装	紙	織	布	E 昆	39 玉	接	40 民
製	英	41 空	母	片	岩	植	42 物	品	回	43 収	集	44 進	石	室	間
45 水	語	元	46 現	D 場	監	47 督	促	販	48 無	理	癖	行	混	交	49 外
50 銀	蒸	51 気	52 報	道	写	53 真	状	売	54 避	難	55 所	方	向	56 累	野
世	界	象	情	理	調	空	57 勝	手	放	題	得	税	課	進	席

毎日脳活 スペシャル
漢字脳活 ひらめき パズル ㉒

編集人	小西伸幸
企画統括	石井弘行　飯塚晃敏
編　集	株式会社わかさ出版／谷村明彦
装　丁	カラーズ
本文デザイン	石田昌子
パズル作成	瓜谷眞理
写　真	石原麻里絵（fort）
イラスト	Adobe Stock
発行人	山本周嗣
発行所	株式会社　文響社
	ホームページ　https://bunkyosha.com
	お問い合わせ　info@bunkyosha.com
印　刷	株式会社　光邦
製　本	古宮製本株式会社

本書のドリル問題は、一部を除き『脳活道場』（わかさ出版刊）に掲載されたものを一部改変の上、収録しています。